JN274340

抗生物質の本質と
正しく向き合う

著者：レオン・チャイトー

翻訳：玉嵜 敦子

『抗生物質の本質と正しく向き合う』目次

第1章 抗生物質の危機——7
抗生物質に耐性を持つ細菌が現れた——7
抗生物質が体内環境を破壊する——8
災い転じて福となす——11
変異する細菌との終わりなき闘い——12
 ◎湿疹と抗生物質 ◎体内から「ゴミ箱」を撤去する ◎細菌に「日和見」をさせない
 ◎万能ではない、遺伝子組み替え ◎なぜ細菌は抗生物質に対する耐性を得たのか
 COLUMN 中耳炎と抗生物質　20
抗生物質の誤用・乱用が招く危機——23
病院の危険性——26
どうして抗生物質が効かなくなったのか——27

第2章 細菌——善玉菌、悪玉菌 そして恐るべき耐性菌——29
健康の味方＝善玉菌——30
 ◎ビフィドバクテリウム(ビフィジス菌)・ビフィダム ◎ラクトバチルス(乳酸菌)・アシドフィルス
 ◎ビフィドバクテリウム(ビフィジス菌)・ロンガム ◎ビフィドバクテリウム(ビフィジス菌)・インファンティス
 ◎ラクトバチルス(乳酸菌)・ブルガリカス ◎ストレプトコッカス(連鎖球菌)・サーモフィルス
 ◎ストレプトコッカス(連鎖球菌)・フェシウム ◎ストレプトコッカス・ファエカリス(大便連鎖球菌)
抗生物質に耐性を持つ＝悪玉菌——36
 ◎黄色ブドウ球菌 ◎コリネ型細菌 ◎肺炎連鎖球菌 ◎腸球菌 ◎インフルエンザ桿菌
 ◎ナイセリア属淋菌 ◎髄膜炎菌 ◎腸内細菌 ◎緑膿菌 ◎アシネトバクター属菌 ◎ヒト型結核菌

第3章 抗生物質小史——46
サルファ剤の誕生——46
 ◎現在、サルファ剤が使用されるのはどんな時か
何万種類もある抗生物質——48
 ◎ペニシリン ◎ストレプトマイシン ◎クロラムフェニコール ◎テトラサイクリン ◎セファロスポリン
 ◎マクロライド系、グリコペプチド系、リンコサミド系の抗生物質 ◎キノロン系抗生物質
抗生物質の将来的課題とは——60
抗生物質に代わるもの——61

第4章 主な抗生物質の作用と問題点——62

抗生物質はどのように作用するのか——63
◎抗生物質と免疫システム

さまざまな抗菌剤および抗生物質の主な特徴——65
◎サルファ（スルホンアミド）系抗菌剤　◎ペニシリン　◎セファロスポリン　◎アミノグリコシド　◎テトラサイクリン　◎リンコサミド　◎マクロライド　◎イミダゾール　◎キノロン

COLUMN　コトリモキサゾールの使用例等　66　アモキシシリンの使用例等　69　セファクロルの使用例等　72　ゲンタマイシンの使用例等　75　ドキシサイクリンの使用例等　78　クリンダマイシンの使用例等　80　エリスロマイシンの使用例等　82　メトロニタゾールの使用例等　84　シプロフロキサシンの使用例等　87

抗生物質がもたらす副作用——88
◎消化管の疾患　◎肝臓疾患　◎血液疾患（再生不良性貧血や好中球減少症など）　◎中枢神経系疾患　◎アレルギー／過敏症　◎筋肉および関節の疾患　◎腎臓と肝臓の疾患　◎抗生物質はガンの原因となるのか

結論と提言——93

第5章 免疫の強化1：ライフスタイルの改善／断食による解毒／精神が身体に及ぼす影響——95

免疫システムはどこにあるのか——95
◎自然治癒力の発動

良い治療と悪い治療——97
◎抗生物質が常に良薬とは限らない

免疫システムが病気を治す——98
◎病状を無理矢理抑えこんではいけない

感染症との闘い——100

免疫機能の主役たち——101
◎体の防衛能力を弱める要因

免疫機能低下の兆候を見のがさない——106
◎もし、免疫システムが低下したら　◎防衛機能を高める方法

体内の「酸化」を防ごう——109
◎フリーラジカルとは何か

体内が"錆付く"原因——111
◎フリーラジカルにどう対処すればよいか

ライフスタイル（運動と生活習慣）と免疫機能——112
◎精神神経免疫学　◎精神状態が免疫力を左右する　◎免疫力を高める方法あれこれ

断食は免疫力を高める——116
◎健康のための断食

第6章 免疫の強化2：
サプリメント、ハーブ、水治療法、鍼治療——125

栄養療法で免疫力を高める——125
　◎万人共通の栄養療法はない　◎一般的な栄養療法のガイドライン
　◎免疫機能回復のための栄養補給

ハーブは免疫機能を助ける——139

水治療法で免疫力を強化する——144
　◎温熱療法(人工的な発熱による治療法)　◎温熱療法で免疫機能を強化する
　◎健康のための水治療法—全身の循環を高める

免疫力を強化する鍼治療——155
　◎典型的な鍼治療　◎免疫細胞が増えた　◎鍼治療の3つの作用

第7章 抗生物質がもたらす体内環境のダメージ：
酵母菌の異常増殖——158

酵母菌の異常増殖の問題点——162
　◎酵母菌が原因であると判断する方法　◎カンジダ菌の異常増殖を疑うべき時

免疫力低下がカンジダ症の原因——165
　◎ジェソップ医師の証言　◎抗生物質を用いずに異常増殖を防ぐには
　◎3カ月間の基本的な抗カンジダ戦略　◎カンジダ菌に対抗するための食事法

まとめ——171

第8章 抗生物質、腸内フローラ(細菌叢)、病気——172

肝臓疾患——173

座瘡(にきび)——174
　◎座瘡とストレスの軽減

高コレステロール症——177

更年期障害と月経障害——179

強直性脊椎炎、関節リウマチ、その他の自己免疫疾患——180
　◎この食事療法に効果はあるのか

女性に多い大腸菌による膀胱炎の食事療法——182

胃と十二指腸の潰瘍——185

第9章 プロバイオティクス：
抗生物質を使用しなければならない時──187

これが善玉菌だ──188
　◎善玉菌を脅かすもの　◎腸内フローラの損傷が原因で発症する病気

プロバイオティクスにおける栄養のガイドライン──194
　◎正しいプロバイオティクス製品の選び方
　◎プロバイオティクス・サプリメントの一般的な保存／摂取方法　◎成人のための使用方法

自分の免疫システムを信頼しよう──201

第10章 子どものために考える抗生物質と
プロバイオティクス──203

母乳が赤ちゃんの免疫力をつくる──203
子どものアレルギー増加の背景──204
乳児の体内環境が劣化している──204
子どもの体内の善玉菌が減少している──205
　◎母乳の汚染も進んでいる　◎有毒化学物質はどこからきたのか　◎それでも母乳で育てよう

良性の細菌を補給しよう──208
　◎正しくプロバイオティクスを利用しよう　◎乳児のためのプロバイオティクス・ガイドライン
　◎抗生物質による治療中と治療後の注意点

まとめ──212

抗生物質の危機を招いた責任はみんなにある！──214

本文中の肩付数字は引用文献の参照ナンバー。
引用文献の一覧は、P.217以下に章ごとにまとめてあります。

引用文献──217
INDEX──230

第1章
抗生物質の危機

● 抗生物質に耐性を持つ細菌が現れた

　現在、先進国の医療は、かつてないほど行き届いているといわれているが、その理由は以下のとおりである。

◎病院の増加と、医療の質の向上（患者数と病院数のバランスはとれているのだろうか？）。
◎非常に複雑かつ高度な治療法の開発。
◎伸び続ける平均寿命（寿命は伸びているかもしれない、しかしその生活の質（QOL）はどうだろう？）。
◎猛烈なスピードで続けられている、あらゆる側面からの病気の原因究明と治療法の研究。
◎毎年数多く誕生する、高度な訓練を積んだ新人の医師や看護師。

　……にもかかわらず、危機は本当に存在する。
　たとえば、過去のものと思われていた結核など古い感染症が復活し、その多くが治療不可能となっている。これは、感染症の原因菌が、それまで容易に抑制された抗生物質に対して、耐性を持つようになったためだ。
　この「後天性」の耐性は、栄養失調や貧困に苦しむ人だけでなく、すべての人にとって大変な脅威となっている。
　病院を次々と作り、高度な診察や治療の手法を行うことが、一般市民の健康状態の改善につながる、という発想には疑問を呈したい。そのもっとも顕

著な例が、治療手段としてもっとも強力とされていた抗生物質が、非常に危険な病原菌の多くに効かなくなったこと、あるいは深刻な副作用を引き起こすほど多量に投与しなければ効かなくなったこと、である。

したがって、私たちは抗生物質の危機を理解するために、抗生物質に耐性を持つ細菌「スーパーバグ」の出現を、問題の根幹として考えていく必要がある。

1997年9月、英国のOffice of Health Economicsは以下のような報告を行っている[1]。

◎英国の病院では毎年5,000人が、入院中に感染した感染症によって亡くなっている。
◎さらに、1万5,000人が、入院中に感染した感染症が一因となって亡くなっている。
◎入院した患者の16人に1人が、病院にいた人（通常はスタッフ）からの院内感染（hospital acquired infection：HAI）によって深刻な病気にかかっている。
◎集中治療室に入った患者の院内感染の割合は、5人に1人と極端に高くなっている。
◎院内感染による主な感染症は、膀胱、胸部、手術創に関連し、その多くが「スーパーバグ」への対処に苦慮している（☞後述参照）。
◎米国で1994年に発表された統計によると、患者の10人に1人が院内感染し、その数は毎年約250万人にのぼるという。
◎院内感染が原因で亡くなる人の数は毎年2万人、加えて院内感染が一因となって亡くなる人の数は6万人にのぼり、その大多数のケースにおいて抗生物質に耐性を持つスーパーバグが発見されている[2]。

抗生物質が体内環境を破壊する

さらに、抗生物質の使用が引き起こす、目立たないが非常に重要なもうひとつの危機がある。それは、体内環境の破壊、つまり患者自身が持つ生態系

の損傷である。特に生命の維持を助ける何百兆もの「善玉」菌が住んでいる腸管におけるそれは、重大である。

「悪玉」菌に感染した際に抗生物質を投与すると、善玉菌も損傷を受けるか、死滅してしまう。

そこで本書では大部分を割いて、体内環境の損傷をいかに最小限にとどめるか、あるいは回避するかについて論じている（たとえば、抗生物質の代替物質の使用や免疫システムの改善など。☞第5、6、9章参照）。

抗生物質の使用が正常腸内フローラ（細菌叢）に与える損傷が原因となって生じる症状は、非常に幅が広い。その代表的な症状は以下のとおりである。

◎**コレステロール値の上昇**：善玉菌が通常行っている「リサイクル」の役割を十分に果たせなくなるのが原因（☞第8章参照）
◎**骨粗しょう症を含む更年期障害**：善玉菌が正常なエストロゲンやプロゲステロンのリサイクルの役割を果たせなくなり、更年期障害を起こしやすくなったり、悪化したりする（☞第8章参照）。
◎**月経前症候群や婦人病**：上記と同じ理由で悪化する。
◎**肝臓病**：善玉菌が正常な解毒作用を行えなくなり、肝臓に過度な負担を強いるため、肝臓病になりやすくなる。
◎**慢性的な消化器官と排泄器官の疾患**：生態系の損傷が、正常な消化や腸の働きに不可欠な正常な細菌に及ぶため。
◎**膀胱感染症のリスクの上昇**：体内環境の乱れにより、しばしば感染症の「保有体」となる好ましくない細菌や酵母が、膀胱で過剰に増加するため。
◎**深刻な関節炎**：抗生物質が腸内フローラ（細菌叢）に損傷を与えるため（☞その理由は複雑なため、第8章で詳述）。
◎**免疫機能の低下**：抗生物質投与の後遺症として頻繁に起こる（☞第5章で詳述）。
◎**その他**：座瘡（にきび）から腎臓病に至るまで、多くの健康障害が抗生物質と関連している。

本章や後出の章における議論や証拠から、以下の事実をはじめとする非常に重要なメッセージが明らかになってくる。

- ◎抗生物質は、適切に使用すれば生命を救うことができる。適切な使用とは、適切な場所、適切な状況、適切なタイミング、細菌に合った抗生物質の投与、適切な用量、適切な投与方法（経口投与、注射など）などを指す。
- ◎抗生物質は、正しく処方される場合より「誤った」処方が行われる場合の方が多い（☞下記参照）。専門家によると、処方の最大70％が間違っているという。
- ◎この誤った抗生物質の使用の結果のひとつが、抗生物質では死滅しない細菌株の登場である（耐性が生まれる原因はさまざまである。詳しくは後述）。
- ◎ほとんどの抗生物質は、正しく使用しても体内環境にダメージを与えるうえ、後にいろいろな健康問題を引き起こす。
- ◎後述のように、抗生物質の危険や副作用の多くを減らす対策、あるいは回避する手法がある。第7章と9章で述べるように、体内に存在する重要なフローラ（細菌叢）を補充し、活性化させる方法が特に有効だ。
- ◎抗生物質の使用に代わる方法もある。その中でもっとも重要なのは、優れた免疫システムを持つことだ。免疫システムを向上させる方法は、第5章と第6章で詳述する。

本書は、各章で私たちが直面する抗生物質の危機をあらゆる観点から検証すると共に、その防衛策を論じる。

まず最初に、あらゆる種類の抗生物質とそれらがどのように作用すると考えられているかについて、さらには一連の細菌の個々の性質について簡単に触れる必要があるだろう。

現在の感染症の治療法に代わる「代替策」には、免疫機能の強化、つまり私たちが元来持っている防衛能力の効率改善、毒素の減少といった戦略と、ダメージを受けた体内環境を修復あるいは改善する方法とがある。

本書は、抗生物質の使用による短期および長期的な危険性について検証した後、抗生物質がもたらす危険を安全に減少させる方法を、根拠となる事実と共に説明する。

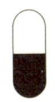

災い転じて福となす

　抗生物質は、「大いなる希望」→「素晴らしい成功」→「疑問の発生」、そして最近では病原細菌が医療科学との戦いに勝利してしまうかもしれない「大災害の予感」というストーリーをたどってきた。
　そして今、その抗生物質物語は、本書の提言によって、終焉を迎えようとしている。
　この抗生物質物語の結末は、決して破滅的で暗いわけではない。抗生物質がもたらした、今日までの医学界の冒険的な試みから学ぶべきことは非常に多い。そこからは、健康管理や予防医学といった代替手法を考えることができる。つまり、身に危険が迫ったからこそ、災い転じて福となり、より良い成果を得ることが可能なのだ。
　念のために申し上げるが、抗生物質は今でも生命を救うことができる。実際に抗生物質によって毎日、何万もの人命が助かっているはずだ。抗生物質を服用しないこと、あるいは投与しないという判断が、賢明でないどころか、致命的になりかねない場合もある。
　さまざまな種類の感染症、抗生物質が本当に必要なケースと、抗生物質が危険なケースとを検証することにより、何らかの指針が見えてくるだろう。

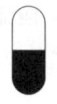

変異する細菌との終わりなき闘い

　抗生物質使用による危機は、過去15〜20年の間に少しずつ明らかになってきた。基本的に生命を救う薬であるはずの抗生物質の過剰な、あるいは誤った投与は、危機の一部にすぎない。最大の危機は、細菌の突然変異、自然淘汰、あるいは本来細菌に備わっている耐性によって自衛の方法を獲得した細菌が、人体を攻撃し始めたことなのである。

　過去15年の間に、抗生物質に対する感染症原因菌の反応に大きな変化があった。細菌の多くが薬剤耐性を強め、危険性の高い感染症の種類が、かつてないほど幅広くなり、さらに増え続けているのだ。抑制するためには、もっと多くの(そして強力な)抗生物質が必要である。

　また副作用も増え、その症状が以前より重篤になった結果、治療の危険性が増し、費用もかさむようになった。

　たとえば最近、エール大学のロバート・バルチモア教授は、これまでアンピシリンで簡単に抑制できた髄膜炎の原因となるインフルエンザ菌が、1997年現在で症例の約20％の割合で抗生物質に耐性を持っていると報告した。つまり、もう抗生物質が効かなくなったのである[3]。

　なかでももっとも恐ろしい「スーパーバグ」はブドウ球菌で、それによって膨大な数の手術室や病棟が、通常は一時的に、場合によっては永久的に、閉鎖に追い込まれ続けているほか、感染患者が死亡するケースも非常に多くなっている。

　現在、ブドウ球菌の約90％がペニシリンやアンピシリンに耐性を持っている。また、ほとんどの抗生物質に耐性をもっている細菌もあり、そのわずかな例外も、非常に慎重に使用しない限り深刻な副作用を引き起こす、強力で毒性の高い抗生物質に限られている[4]。

湿疹と抗生物質[5,6]

　医療用語に新しい言葉が加わろうとしている。それは「スーパー抗原」という言葉だ。最近は「スーパーバグ」の危険性だけでなく「スーパー抗原」(深刻なアレルギー反応を起こす物質)の危険性も取りざたされるようになったからだ。一部の細菌が生み出す「スーパー抗原」は、小児湿疹の発病率の爆発的な増加の原因とされている。

　細菌の多くは、毒性があり、アレルギーを引き起こす物質を分泌してダメージを与える。湿疹の症例が増加しているのは、表皮ブドウ球菌など皮膚の表面に存在する正常で害のない細菌(常在菌)が、おそらく抗生物質の投与のために数が減り、通常占領している領域に黄色ブドウ球菌が侵入するのを許してしまったからだろう。この局部的なフローラ(細菌叢)の変化は、湿疹の患部を悪化させることがある。特に掻いてしまうと、黄色く、外皮が硬くなった湿潤性湿疹になってしまうことが多い。

　ロンドンにある小児科病院、Hospital for Sick Childrenは、1990年代初頭に行った研究で、ひどい湿疹を発症した子どものほぼ100%が、皮膚上に黄色ブドウ球菌のコロニーを持っており、この侵入者たる細菌の数が多いほど湿疹の症状がひどくなると報告している。この特殊な黄色ブドウ菌株は新しい現象であり、抗生物質に反応していわゆる「スーパー抗原」を分泌するようになったことは、ほぼ間違いない。

　ロンドンのセント・トーマス病院のビル・ノーブル教授は、「このスーパー抗原は、皮膚病を発症している部位で、悪質なアレルギー反応という恐ろしい結果を引き起こしている」と説明している。

　現在、抗生物質、ステロイド軟膏、場合によっては殺菌軟膏の処方が一般的な治療方法として拡大している。当然ここで、次のような疑問が生まれる。

　もし、抗生物質が黄色ブドウ球菌株の発生を促進し、深刻な皮膚病の激増の原因となっているなら、さらに抗生物質を投与することは理にかなっているだろうか?

　この疑問に対する、より簡単で安全な解決策があるなら、性急に答を出さな

くてはならない。実際に一部の皮膚病の専門家が、重篤な皮膚病を、抗生物質の投与を増やすことなく治療できることを発見した。

たとえば、英国シェフィールドの皮膚科医らは、抗生剤やステロイドの入った軟膏やオイルの使用をやめるだけで、黄色ブドウ球菌が起こすダメージを回避できることを発見している。彼らは以下のように説明する。

> 「湿疹を起こしている皮膚では正常な皮膚のバリアが破壊され、機能していない。そのためスーパー抗原の外毒素が通り抜けてしまう。しかし、バスオイル、軟化作用のあるクリームやオイル、潤いを与える石鹼代用品(肌の乾燥を抑えるため)など、皮膚の軟化剤を十分与えれば、バリアを再生することができる。」

このような簡単な手法(患部に軟化クリームをたっぷり塗った後、濡らした包帯で覆うなど)によって、抗生物質はおおむね不要となる。

このような事実から、「スーパーバグ」が不適切な抗生物質の使用によって出現したこと、その副産物のひとつが「スーパー抗原」であること、さらなる抗生物質の使用では絶対に解決できない(短期的に解決したい場合を除いて)例があることを、重要なメッセージとして捉えることができる。

病院施設内で発症した黄色ブドウ球菌の感染症は、究極の恐怖、つまり治療不可能な感染症をもたらす。この特殊な「スーパーバグ」は、新聞や雑誌の関連記事でもっともよく取り上げられる細菌である。

しかし、決して黄色ブドウ球菌だけが多剤耐性菌(異なる多くの薬剤に対して同時に耐性を示す細菌)ではない。第2章で、抗生物質に耐性のある主な細菌のリストとその概要を掲載した。各細菌は、抗生物質に対する耐性があるため強烈な感染能力があり、治療を行ってもまったく効果がない場合が多い。

体内から「ゴミ箱」を撤去する

簡単に「スーパーバグ」について触れる前に、大切なことを理解しておき

たい。それは、危険性のある細菌（及びその他の微生物）の多くは、常に私たちの体表や体内に住んでおり、たいていはなんら危害を与えることがないという事実があるということである。

また、すべての人の喉は、綿棒でぬぐうと数百種類の微生物が検出され、その中には重大な感染症を引き起こす可能性が知られているものも含まれるという事実である。あなたや私の鼻腔に存在する微生物には、もっとも恐ろしい「スーパーバグ」である黄色ブドウ菌が、ほぼ確実に含まれているのだ。それではなぜ、私たちは病気にならないのだろうか？

免疫システムは、正常に機能していればこれらの微生物を抑制する能力があり、拡散や発病を防止している。しかし多くの理由で免疫システムの効果が薄れると、抑制力が弱まり、微生物に増加のチャンスを与え、病気を引き起こすのである（☞免疫システムの向上の方法については、第5章と第6章参照）。

危険性のある細菌が、ふだんは私たちの体表や体内に特に危害を与えることなく存在しているという事実は、いわゆる「ゴミ箱」効果があることを示している。

ゴミ箱に大量のゴミが入っていて腐りかけていると、ハエやその他のゴミあさりをするものが引き寄せられてくる。そこは、ゴミを利用する、食べる、あるいはおそらく産卵するのに、格好の環境が提供されているからだ。

私たちが自分の体内にゴミ箱のような環境を作り出したら、つまり特定の細菌、ウィルス、あるいは真菌が繁殖や捕食を行うのに適当で、通常の抑制が緩和された「格好の」環境を作り出したら、"ゴミあさり"たちがそれを利用するために集まってくることを覚悟しなければならない。

ゴミ箱が腐敗物であふれ、ハエの群れがたかっているのを目にしたら、殺虫スプレーでハエを殺せば問題が解決するだろうか？　それは目先の解決方法でしかなく、そこに腐敗物が存在する根本的な原因にはなんら対処できていない。

ハエにスプレーをふきつけようとする前に、ゴミ箱が空で掃除されていれば、ハエはそこに集まらないだろうと考えなくてはいけない。

ゴミ箱をヒトの体に例えるのは適切でないかもしれない。しかし、通常は鳴りをひそめているが危険性のある体内の微生物が、爆発的に活動する要

因のひとつが、毒素による組織の汚染であるのは事実である。

毒素による汚染は、少なくともその部位において、細菌・酵母菌・ウィルスの活動を抑制している防衛（免疫）システムの効果を減少させることになる。

細菌に「日和見」をさせない

地球上のすべての有機体――細菌あるいは人間――は、住む場所、攻撃からの避難場所、適度な栄養、そして繁殖の機会という適切な環境を与えられれば繁栄する。

したがって、もし私たちが持つ生来の防衛機能が弱く、外敵を十分に抑制できない環境を、細菌・酵母菌・ウィルスに提供し、それらを活発に攻撃できずに、同時に（この場合は体内の一部が）、食料を提供し繁殖する機会を与える、彼らにとって理想的でニーズに合った環境を提供したならば、細菌類が猛烈に繁殖したとしても驚くことではない。その結果、感染症が発生するのだ。

そして、特定の抗生物質耐性を持つ微生物が原因となって感染症を発症し、しかも防衛システムが弱体化していると、私たちの体は恐ろしい危険にさらされることになる（私たちの免疫システムが弱体化する理由は多数存在する。これについては後出の各章で説明する）。

細菌（あるいは他の微生物）が免疫システムの弱体化を利用したとき、「日和見主義的に行動した」といわれる。つまり、御しやすい状況を与えられたから利用したということである。

私たちの免疫システムが、どの程度まで効果的あるいは非効果的に機能しているか、優れているか、不十分か、潜在的侵入者にとって理想的な条件を提供しているか否かが、私たちの感染症罹患の危険度の大小を決定する。

このシナリオは、軍隊による国家の防衛に例えると分かりやすい。後述のように、自分の防衛能力を強化し、潜在的な敵につけいるすきを与えないために、できることはたくさんある。

私たちは、生まれつき持った防衛システムが弱まり（繰り返しになるが、いかなる理由によるかは問わない）、感染症によって生命そのものが危険にさ

らされた場合に、対応できる選択肢を備えておく必要がある。

　正式な資格を持つ医療提供者がこのような危機に提示するひとつの選択肢は、抗生物質の使用である。しかし、もし原因である微生物が脆弱ではなく、抗生物質に耐性を持っていたらどうすればよいだろうか？

　これは現在、多くの医者が直面している問題である。特に抗生物質にほとんど影響を受けない「スーパーバグ」が出現した病院施設では深刻である。

　また病院外でも、かつて抑制効果があった薬に耐性を持つ細菌株を含む結核が再出現するなど、同様の危険な現象が起こっている。

　耐性の発生経緯については後述の第2章でまとめ、その後このストーリーの主人公であるいくつかの「スーパーバグ」について触れたい。

万能ではない、遺伝子組み替え

　最近の研究は、科学者が遺伝子工学を利用して、黄色ブドウ球菌などの細菌の遺伝子物質を組み換え、抗生物質に対する後天的あるいは先天的な耐性を除去して脆弱性を戻し、容易に抑制できるようにする方法が開発可能であることを示唆している。

　ノーベル賞受賞者であるシドニー・アルトマン教授は、全米科学アカデミーにおけるスピーチの中で、「この方法で、現在最前線にある抗生物質の効果をいつか全面的に回復できるだろう」と述べている[7]。

　このスピーチの基盤となった研究は、エール大学で行われた。その研究で科学者らは、細菌の中の耐性を生む遺伝子の「スイッチを消す」ために、人工遺伝物質を使用した。この方法で、アンピシリンに対する耐性を持っていた大腸菌の感受性を、回復させることに成功している。感染症を引き起こす細菌に人工遺伝物質を投入する方法をはじめ、研究課題は山積しているが、このような研究は将来に希望を与えてくれる。

　しかし、この手法が実現可能で最終的に成功しても、現在の危機的状況を根本的に解消することにはつながらない。結局は「生来の防衛能力を改善するのではなく、敵を殺す」ことに主眼を置いた方法だからである。多くの人が

指摘するように、この方法は最初から破滅が運命づけられている。つまり、遺伝子工学を用いて耐性菌に抗生物質に対する脆弱性をもう一度回復させる試みが、最初は成功したとしても、細菌は時間の経過とともに耐性を得る他の方法を見つけてしまうだろう。彼らがこれまでも、そうやって成功をおさめてきたように。

なぜ細菌は抗生物質に対する耐性を得たのか

　ジョン・マッケンナ教授は、彼の著書『Alternatives to Antibiotics』の中で、ペニシリンが使用され始めた当初、その発見者アレクサンダー・フレミングが、抗生物質の使用方法を誤ると細菌株が変異して、抗生物質に対する耐性を生みだすだろうと警告したと述べている[8]。耐性の出現は、以下の場合にその可能性が高まり、場合によっては深刻化する。

- ◎抗生物質（ペニシリンはフレミングが警告した1945年に使用されていた主な抗生物質のひとつである）が経口投与された場合：点滴で投与すると対象部位に到達する可能性は高まるが、経口投与だとその確実性が低くなる。
- ◎投与量が不適切だった場合：少なすぎると一部の細菌が生き残り、変異の可能性が高まる。
- ◎抗生物質の投与を中断した場合：この場合も一部の細菌が生き残り、耐性を強めたのち、繁殖する事態を引き起こす。
- ◎抗生物質の投与期間が長すぎる場合：抗生物質の攻撃中に耐性を持つ有機体が出現する可能性が高まるとともに、体内の環境にダメージを与える可能性が高まる（☞詳細については第8章と第9章で述べる）。

　明らかにフレミングは正しかったのだ。

　また上記のリストに、抗生物質のすべての「誤った使用方法」の中でも最悪な例を1つ加えるべきだろう。それはウィルスなど、抑制できないものに

薬剤（抗生物質）を使用することである。

『British Medical Journal』誌に掲載された、サウスハンプトン大学で行われた研究に関する報告は、咽頭痛（ウィルスまたは細菌が原因である可能性がある）の治療に抗生物質を使用してもしなくても、回復までにかかる時間になんら差がないことを、以下のように指摘した。

　◎700名を超える患者が、抗生物質を使用するか、まったく使用しない治療のいずれかを10日間行った。
　◎すべての患者が同じ進度で回復した。

　医者は咽頭痛などの症状に、ごく当たり前のように抗生物質の処方箋を作成する。また患者の求めに応じて作成することも多い。疑う余地もなく、こういった不適切な抗生物質の使用が、「スーパーバグ」の発生を助長している[9]。
　オランダで行われた調査では、X線検査により鼻炎と診断された患者200名以上の半数には抗生物質を、残りの半数にはダミーの錠剤を与えた。回復の早さや、1年後に確認した際の再発の数には、違いがなかった。

COLUMN

中耳炎と抗生物質

　抗生物質を使用した中耳炎(中耳の感染症)の治療、あるいは治療ミスが、過去も現在も続いていることは、私たちが直面している問題を示す完璧な例といえる。

　中耳炎のごく一般的な症状は、たいていの場合、細菌が原因で、自己制御できる(つまり自然治癒する)が、抗生物質による治療が行われる。その結果、耐性を持った細菌株が出現している。それにもかかわらず、いまもなお、大半の症例で大半の医者や多くの専門家が、この明らかに誤った治療を提唱し続けている。

　毎年何万人もの子どもが感染する中耳炎の抗生物質治療について、現在までにわかっていること(あるいは現時点で知っているべきこと)を検討してみよう。

　仮にあなたの子どもが中耳炎にかかると、担当医がどのような考えを持っているかや、最新の研究をどこまで知っているかによるが、3日間から10日間は抗生物質を服用するよう処方箋が与えられる。後で述べるように、通常は抗生物質を一切服用しないのが最善の選択肢で、服用するにしても、3日間でも10日間でも効果は変わらない。なお抗生物質に加えて、通常は充血除去剤や鎮痛剤も処方される。

　抗生物質を服用すると、苦しんでいた子どもは通常数時間以内に、感染症を起こした耳の痛みがやわらいだことに気がつく。喜んだ親は「ああ嬉しい、痛みも苦痛もやわらいで本当によかった。抗生物質のおかげだ」と考えるだろう。

　1970年代初頭にさかのぼってみると、コペンハーゲン大学の医者らが、子どもの耳の感染症の治療で抗生物質を繰り返し投与すると、以下の可能性が高まることを確認している。

　　◎さらなる耳の感染症の発症と、それに伴うさらなる抗生物質使用
　　◎最終的に手術が必要となる可能性

　そこで彼らは、この病気を他の方法で治療すべきだと判断した[10]。

彼らは、数多くの調査を踏まえて、「(中耳炎)患者の88パーセントは抗生物質を必要としない」と主張している。彼らは、治療を行った中耳炎患者の子どもの多くに中耳炎の再発が見受けられることや、抗生物質を与えられた患者が、抗生物質の治療期間後1カ月前後で別の耳の感染症にかかっているのに対して、抗生物質を与えられなかった患者にはその傾向が低いことを発見した。

最近の研究では、このデンマークの医者らの考え方が裏付けられ、抗生物質を使用した中耳炎の治療法の効用(そして見識)に大きな疑問が投げ掛けられている。

このような疑念は、『British Medical Journal』『Lancet』『Journal of the American Medical Association』といった主な医療誌に定期的に発表されている。小児医療の責任者がこれに注目することに期待したい[11, 12]。

米国の研究者は、「再発率は、抗生物質治療を受けた(子どもたちの)グループが、偽薬を投与された(ダミーの薬を与えられた)グループより、はるかに高い」と述べている。実際に抗生物質を与えられた子どもたちは、まったく抗生物質を与えられず、自分の免疫システムで感染症を乗り越えた子どもたちより、2～6倍も耳の感染症を再発する確率が高い。

1981年には、中耳炎を患う170名以上の子どもたちを対象とする調査が行われた。患者全員に通常の鎮痛剤と充血除去剤を与えるほか、一部の患者に抗生物質も処方、また他の患者には抗生物質投与と手術(鼓膜除去術——鼓膜を圧迫する滲出液を流すために鼓膜に穴をあける)、別の患者には同じ手術を行うものの、抗生物質を投与しなかった。

● **結果は？**

どの子どものグループにも、以下の点において差異は見受けられなかった。

　　◎痛みがなくなった比率
　　◎体温が平熱に戻る早さ

◎耳垂れがおさまる早さ
　　◎内耳の状態
　　◎感染症の再発率
　抗生物質を与えたか否かで差はまったく生じなかったのである。
　1985年に同じ研究者が再度この問題に注目し、中耳炎を患う5,000名近くの子どもを調査した[13]。
　今回は抗生物質に頼らず、自力で回復するまでの間、症状をやわらげるために鎮痛剤と充血除去剤を投与しただけで、90%の子どもが問題なく回復した。
　つまり、中耳炎で抗生物質を投与された子どもは、通常その恩恵を受けることはなく、すぐに別の感染症にかかる可能性が、抗生物質を投与されなかった子どもよりも高いことを示す信頼できる科学的根拠が、はるか昔の70年代末や80年代初頭に存在していたことがわかる。

●まとめ
　◎中耳炎の治療で抗生物質を使用すると、さらなる感染症にかかる可能性が2～6倍高まる。
　◎中耳炎の治療で抗生物質を使用すると、手術が必要になる可能性が大幅に高まる。
　◎中耳炎の治療で抗生物質を投与されたか否かにかかわらず、子どもたちの約90%が回復した。その際、痛み、発熱その他の症状が和らぐスピードにも、大きな差は無かった。
　◎中耳炎を抗生物質で治療すると、良性で役に立つ体内のフローラ（細菌叢）が破壊され、有害となる可能性を持つ細菌や酵母菌に取って代わられる。
　◎急性中耳炎を治療するために抗生物質を投与する場合、3日間投与しようが10日間投与しようが、「効果的」であることは変わらない。したがって、どちらが良性の細菌に対する損傷が少ないかは簡単に想像できる。

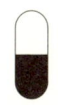

抗生物質の誤用・乱用が招く危機

　ロンドンのセント・トーマス病院微生物科のフレンチ教授とフィリップス名誉教授は、細菌が突然変異によって自衛するという驚くべき能力を持ち、その段階で人間にできることはほとんどないという自らの見解に確証を得た後、抗生物質の誤用など、人間が何らかの対処ができる要因に関して、厳しいコメントを発表している[14]。

>　「抗生物質の誤用は珍しくない。調査によると、通常の治療の最大70％が「不要」あるいは「不適切」であることが分かっている。また不必要に治療が長引かせられていることが多い……医者は抗生物質の使用について知識が足りないことが多いばかりか、その情報の大半を製薬会社から得ていることが多い。」

　また、畜産業において、明らかにでたらめな抗生物質の使用が拡大し、耐性菌蔓延の一因となっていると批判している。
　このような抗生物質の過剰使用、誤用、乱用（そして場合よっては不使用）という要素のほかに、病院で発生する特殊な状況が、耐性菌の出現の主な原因となっている。
　現在私たちは、感染症の治療手法が実際には感染症を拡大し、全身性疾患を引き起こす可能性を高めているのを目の当たりにしている。このようなやり方を見ていると、医療関係者は数日先のことさえを考えられないのではないかという疑問がわく。地域や病院における治療不可能な重複感染の蔓延は、予測するのも恐ろしい事態である。予測するのも恐ろしいため、思考停止状態となり、何か起こったら対処する問題として放置されているのではないか。
　一般市民にとって不幸なことに、この事態はすでに起こっている。
　しかも、警鐘は何年も鳴り続けていたのだ。

◎1980年代半ばにマーク・ラッペ著『When Antibiotics Fail』をはじめとする、抗生物質に疑問を投げ掛ける書籍がはじめて発行されたとき、主な医療誌および一般誌からは熱烈な賛辞を受けたが、医者は抗生物質の誤用や乱用をくいとめる措置を何も講じなかった。

◎ジェフリー・キャノンが熱心な研究と調査をつづった主著『Superbug』は、1995年に初版が発行された。「ごくふつうの人が一生、薬を飲むたびに必ず思い出すようなメッセージを放っている」（デイリーエクスプレス）と評されたほか、著名な微生物学者らからも支持を得た。しかし、危機がどれほど深刻かが明確に示されているにもかかわらず、抗生物質を処方する習慣にはあまり影響を与えていないようだ。

◎英国医師会（British Medical Association）が発行した『New Guide to Medicines and Drugs（1995）』によると、処方箋6件のうち1件が抗生物質を処方するもので、ラッペをはじめとする研究者の見解によれば、その大半が不適切か過剰なため、耐性の増加を推進するのに完璧な状況を作り出しているという。

ラッペは、淋病を引き起こす細菌、「淋菌」が、驚くほど高い比率で抗生物質に耐性を持っていることを論じるほか、ペニシリン耐性菌が1986年から1988年の間に60％増加しており、それをカバーするためにテトラサイクリンが導入されたことを明らかにしている。しかし、テトラサイクリンに対する耐性菌もすぐに出現したため、スペクチノマイシンが導入されることになったが、これもまた1988年までに最初の耐性菌が発見された。そして現在、一部の病院グループが淋病治療のために、これまでで最も強力で高価な、セフトリアキソンなどのセファロスポリン系の抗生物質を使用している。終わりのないイタチごっこがエスカレートしているのだ。

ラッペは次のように警告する。

「この『新しい』(そして高価な)治療措置は、社会問題に対しても同じような運命をたどらせるだろう。つまり抗生物質を使用しても、感染症の蔓延の抑制に必要な、衛生管理に関する十分な健康教育が伴わなければ、感染症蔓延の鎮静化は望めない。鎮静化を目標に掲げたカリフォルニアのゲイのコミュニティは、『安全なセックス』の実践を広めることにより、エイズと淋病を減少させた。」

もう一度ここで、ラッペの重要な見解を確認する必要があるだろう。

◎分別をもって抗生物質を使用したとしても、根本的な原因に対処しなければ、抗生物質の投与は長期的には失敗に終わる。
◎衛生状態の低下により病気にかかった場合、「治療法」は衛生状態の改善にある。
◎原因が栄養不足にあるなら、「治療法」は栄養状態の改善にある。
◎原因が貧困と社会問題にあるなら、政治的および社会的対策が必要である。すでに病気にかかった人びとに、これまで以上に大量の抗生物質(あるいはその他の薬剤)を投与する必要はない。そんなことをすれば、症状を覆い隠すだけで、原因を無視し、現在多くの人が予測しているように、感染症の爆発的な流行を招いてしまう。
◎生命を救うために抗生物質を投与することは短期的には理にかなっている。しかし、抗生物質は分別をもって、慎重に、適切に投与しなければならず、現在のように野放図かつ過剰に使用すべきでない。
◎正確かつ適切に抗生物質を使用したとしても(本章の最初で引用した、抗生物質投与の70%以上が「誤って」処方されているというフレンチ教授とフィリップ教授の見解を是非思い出してほしい)、大半の抗生物質は、生命を維持する良性の細菌を含む体内の生態系に、重大な変化を長期的に及ぼす。そのため、抗生物質を正確かつ適切に処方、服用しても、健康に有害となる可能性があるのだ。

◎長期的には、保健機関や政府が不健康の根本的な原因に対して幅広く対処するとともに、各個人が自分の健康に責任を負う、つまり衛生的・健康的な生活習慣を継続する力があることを認識する必要がある。

　私たちは各自がそう望みさえすれば、病気を引き起こすような習慣ではなく、健康を改善する習慣を、日々の生活に取り入れることができるのだ。

健康を促進する習慣や、免疫を強化する方法のあらゆる側面については、後章で論じる。

病院の危険性

◎薬、特に抗生物質が広く使用されている。
◎多数の異なる病気とそれに関連する微生物が存在するため、患者同士の感染、つまり交差感染が起こる可能性が高い。
◎新しい、あるいは限られた状況下でしか使用できない非常に高度な薬剤は、病院でだけ使用されることが多い。その新しい物質にさらされた細菌が、耐性を持ちはじめる可能性がある。
◎病院では、皮膚への抗生物質投与が広く行われており、耐性菌の急速な出現を引き起こしている(たとえば、やけどの治療に大量の抗生物質が使用されることなどがあげられる)。
◎病院にいるスタッフや患者などの人びとが、耐性菌のコロニーとなることは珍しくない。特に腸管や(そのため糞便に細菌が現れるようになる)、皮膚がその対象となる。
◎スタッフが、患者、患者のベッドあるいは食事に触れる際、上記の耐性菌を非常に簡単にばらまいてしまう。
◎以前は無害だった皮膚上の細菌が病原菌に変わり、カテーテルを使用した際や注射の際に破れた皮膚から体内に入って、場合よっては重篤な血流の感染症の原因となることがある[15]。

◎病院では、衛生状態に万全を期さなければ、皮膚あるいは糞便の細菌を媒介として、非常に伝染性の高い耐性菌の激増を招いてしまう。
◎病院の空調設備には、(定期的な検査では検出されない)非常に感染性の高い細菌が存在しており、病棟から病棟へと感染を広めることがある[16]。

解決方法は衛生状態と病院組織の改善にあるが、貧弱な疾病管理体制に浸透してしまった要因は簡単には変えられない。患者や医療スタッフの教育を行うほか、処方箋を書く人間に対する製薬会社からの圧力も排除する必要がある。

どうして抗生物質が効かなくなったのか

細菌は、以下の理由で抗生物質に耐性を持つようになった。

◎自然淘汰――細菌が化学物質の攻撃から自分を守るために遺伝子を改変。
◎食料生産、特に牛肉、牛乳、鶏肉などにおける不適切かつ過剰な抗生物質の使用。
◎前述の人間に対する抗生物質の不適切かつ過剰な使用。
◎患者の協力不足(たとえば抗生物質治療の中断)
◎交差感染の機会増加による、耐性菌の耐性の移転と、それにともなう耐性菌プールの拡大。
◎交差感染が起こりやすい非衛生的な環境の増加(例:注射針の共同使用)。
◎病院の環境下ではびこる特異的条件が耐性菌の出現を促進し、患者対患者の接触を通じた交差感染、あるいは病院職員を通じた感染の危険性を高めている。

本書の課題は、すでに存在する危機の解決方法を指摘することにある。読者は、知識を深め、自分の健康を向上する責任を担い、抗生物質拡大に関する真実の理解に最善を尽くして、自身の生命にかかわる危機に何らかの対処を試みてほしい。

　患者が抗生物質を要求すると、たいていの医者は抗生物質が不要なばかりか、よりひどい結果を招くことがあるのを知っていながらそれに応じる。抗生物質の危険性を理解すれば、生命を救うためにどうしても必要な時まで、医者に抗生物質の使用を控えさせることができるだろう。

第2章
細菌——善玉菌、悪玉菌
そして恐るべき耐性菌

　ここまでに本来は生命を救うことができる抗生物質を、誤った使用方法で利用したために招いた危機について少し触れた。その原因は次のとおりである。

　　◎効果を得られない症状に処方した。
　　◎自然に治癒する病気に、見当違いな抗生物質を大量に投与した。
　　◎誤った用量、誤った組み合わせ（あるいは、より効果のある組み合わせで投与しなかった）、誤った状況、不適切な服用期間で処方した。またその多くが、病院に存在する「スーパーバグ工場」といわれる細菌の温室状態で行われた。
　　◎農業や動物（乳製品、肉、魚）や果樹栽培で、驚くほど安易に抗生物質を使用した。

　私たちは、抗生物質のあらゆる誤用の結果、治療不可能な細菌感染症の危機が出現するのを目の当たりにしている。
　人間と動物の王国に解き放たれた、抗生物質に完全な耐性をもつ細菌という怪物には、より強力な抗生物質でなく、対策によって対抗する必要がある。本書の残りの大部分でこの対策について述べるが、その前に、抗生物質が実際にどのような役割を果たしているのかについて、第3章と第4章で考察することにしよう。

本章では、この問題の主人公である細菌の特徴について、ある程度理解することとする。

細菌は私たちの体表や体内に住み、最良の場合は多大な貢献をするが、最悪の場合は病気の原因となる。また、多数の病原菌は、軽度の病気を引き起こす場合もあるが、多くの場合は適切な状況がそろうと（細菌にとって適切であって、私たちにとってではない）、生命を脅かす病気を引き起こす可能性がある。

健康の味方＝善玉菌

実際に私たちの体内には、数百種類の異なる細菌性の生物や、それとは別の多数の細菌株が住んでいる。その多くは、後に述べるように、私たちの体に役立っている。しかし、膨大な数で存在するものは数種類しかなく、本書ではこれらを簡単に考察する。役割や、何をもってすれば傷つく可能性があるのか、私たちの健康状態を向上させるために何ができるかなど、詳細については第9章と第10章を参照されたい。

しかるべき状況がそろうと、良性の細菌が危険な存在になり得ることは証明されている。たとえば、抗生物質の過剰な投与がそれにあたる。これについて、詳細は第4章で触れる。

以下にあげる「正常な住人」である細菌（たとえば大便連鎖球菌）は、中立的な性質を持つ。通常は無害だが、いくつかの症例で膀胱などの感染症に関与している。

ここで思い出しておきたい。私たちは、何百万年もの間、人間の体内に存在している細菌と繊細な共生（相互受益的）関係にある。しかし、最終的に細菌は私たちではなく、自分自身にとって最善の道を追うことになる。私たちが細菌の恩恵を得られるのは、環境条件すべてが適切な場合なのだ。これらの細菌の環境を最も深刻に破壊する要因のひとつは抗生物質である。抗生物質は、「悪玉」の細菌を殺すのと同時に、「善玉」の細菌に損傷を与えている（第4章で述べるように、すべての抗生物質が同程度の損傷を与えるわけではない）。

ビフィドバクテリウム（ビフィジス菌）・ビフィダム

この良性の細菌は腸に住んでいる。その数は小腸より大腸（結腸）の方が多く、膣にも存在している。母乳栄養児の体内では、ビフィドバクテリウム・インファンティスとビフィドバクテリウム・ロンガムが腸内フローラ（細菌叢）の99％を形成しているが、成長に伴ってその数は減っていく。主な役割は以下のとおり。

◎悪性の微生物と付着する場所や栄養分をめぐって競争し、悪性の微生物がコロニーをつくるのを防ぐ。
◎自分の領域に酵母菌がコロニーをつくるのを防ぐ。
◎消化管の酸性度を、消化に適したレベルに保つのに役立つ。
◎硝酸塩などの物質が腸内で有毒な亜硝酸塩に変化するのを防ぐ。
◎ビタミンB群の一部を生成する。
◎肝臓の解毒作用を助ける。

ラクトバチルス（乳酸菌）・アシドフィルス

この腸内常在菌は口や膣にも存在するが、主な生息場所は小腸である。その主な役割は以下のとおりである。

◎酵母菌など悪性の微生物と、付着する場所や栄養分をめぐって競争することにより、悪性の微生物がコロニーをつくるのを防ぐ。
◎（炭水化物から）乳酸を生成し、悪性の微生物（他の細菌や酵母菌）を抑圧することで、消化に適した環境を維持する。
◎ラクターゼという酵素を生成してラクトース（乳糖）の消化を促進する。
◎食物を消化して必須栄養分を吸収するのを助ける。
◎侵入した細菌を殺す（L.アシドフィルスのすべての細菌株にそれができるわけではない）。

◎カンジダ・アルビカンスなどの酵母菌の侵入を遅らせたり、抑制したりする。

ビフィドバクテリウム（ビフィジス菌）・ロンガム

この細菌は、ヒトの腸や膣の常在菌である。その数は小腸より大腸に多いことが確認されている。母乳栄養児の体内で他のビフィジス菌と共に優勢を占める菌である（ミクロフローラの99％を占める）。青年期や成人期になっても、大腸で優勢を占めるのはビフィジス菌である（健康状態が良好な場合）。主な利点は以下のとおりである。

◎悪性の微生物と、付着する場所や栄養分をめぐって競争することにより、悪性の微生物がコロニーをつくるのを防ぐ。
◎細菌の侵入を抑制する乳酸や酢酸を生成する。
◎窒素を貯留して乳幼児の体重増加に役立つ。
◎消化管で硝酸塩から有害な亜硝酸塩が生成されるのを防ぐ。
◎ビタミンB群を生成する。
◎肝臓の解毒作用を助ける。

ビフィドバクテリウム（ビフィジス菌）・インファンティス

この細菌は、乳幼児の消化管の常在菌である（少数だが膣や小腸にも存在する）。腸におけるその数は、人工栄養児より母乳栄養児が圧倒的に多い。主な利点は以下のとおりである。

◎悪性の微生物と、付着する場所や栄養分をめぐって競争することにより、悪性の微生物がコロニーをつくるのを防ぐ。
◎細菌の侵入を抑制する乳酸や酢酸を生成する。
◎窒素を貯留して乳幼児の体重増加に役立つ。
◎消化管で硝酸塩から有害な亜硝酸塩が生成されるのを防ぐ。

◎ビタミンB群を生成する。

ラクトバチルス（乳酸菌）・ブルガリカス

　この非常に有益な良性の細菌は、ヒトの体にすみつかない「通過菌」である。食料（たとえばヨーグルト）を通じていったん体内に入ると、排泄されるまで数週間残って、有益な働きをする。ブルガリカスは、サーモフィルス菌（☞以下参照）とならぶ、主なヨーグルト培養菌である。したがって、賞味期限を長くするための製造後の殺菌処理で培養菌を殺していなければ、ヨーグルトやチーズからも発見できる。この細菌は以下のように多数の有益な役割を果たす。

　　◎天然の抗生物質を生成する細菌株がある。
　　◎抗ガン効果を示す細菌株が確認されている。
　　◎乳糖分解酵素であるラクターゼを生成し、牛乳や乳製品の消化能力を高める。世界中の成人のおよそ半数と、多数の子どもがラクターゼを持っていないか不足しており、特にアジア系、アフリカ系、地中海系の人びとにその傾向が強い。
　　◎乳酸を生成し（名称が「ラクトバチルス」からはじまる細菌はすべて乳酸を生成する）、他の好ましくない微生物がコロニーを作るのを防止し、ビフィドバクテリア（「ビフィドジェニック」細菌として知られている）やL.アシドフィルスのコロニーづくりを後押しする。

ストレプトコッカス（連鎖球菌）・サーモフィルス

　ヒトの腸の通過菌（非常在菌）で、L.ブルガリカス（☞上記参照）と共に、ヨーグルト培養菌であるほか、一部のチーズにも見られる。以下のように多数の有益な役割を果たす。

　　◎一部の細菌株は天然の抗生物質を生成する。

- ◎乳糖分解酵素であるラクターゼを生成し、牛乳や乳製品の消化能力を高める。
- ◎乳酸を生成して、ビフィドバクテリアやL.アシドフィルスのコロニーづくりを推進し、他の好ましくない微生物のコロニーを防止する環境づくりに役立つ。

ストレプトコッカス（連鎖球菌）・フェシウム

ヒトの腸の常在菌。ヒトの糞便のほか、一部の植物や昆虫で見受けられる。特徴は以下のとおりである。

- ◎チーズをつくる働きをする菌のひとつとして使用される（一部の乳製品に限られる）。
- ◎ヒトに有益な働きをする可能性があるが、まだ確実とはいえない。
- ◎炭水化物から乳酸を生成して、良性の細菌のコロニーづくりの環境を改善する。

ストレプトコッカス・ファエカリス（大便連鎖球菌）

ヒトの腸の常在菌で腸球菌として知られている。ヒトの糞便のほか、一部の植物や昆虫で見受けられる。特徴は以下のとおりである。

- ◎炭水化物から乳酸を生成して、良性の細菌のコロニーづくりの環境を改善する。
- ◎アミンという毒性物質を生成する。たとえばチラミンは偏頭痛、ヒスタミンはアレルギー性および炎症性の反応と関連がある。
- ◎尿路感染症と関連がある。
- ◎概してS.ファエカリスがヒトに有益である根拠はほとんどなく、どちらかといえば有害である可能性がある。

その他、以下のような（通常は有益な）乳酸菌が、ヒトの消化管で見つかっている。

- ◎L.カゼイ：腸の通過菌で、チーズなどの乳製品に含まれる。乳酸を生成し、細菌が侵入してコロニーをつくるのを防ぐ。
- ◎L.プランタルム：腸の通過菌で、チーズ、ザワークラウト、ピクルスなどの乳製品に含まれ、乳酸を生成する。
- ◎L.ブレビス：腸の通過菌で、乳製品（特にケフィアという発酵乳飲料）に含まれ、乳酸を生成する。
- ◎L.サリバリウス：口と消化管の常在菌で、乳酸を生成する。
- ◎L.デルブリュッキ：腸の通過菌で、発酵させた穀物や野菜に含まれ、乳酸を生成する。
- ◎L.カウカシクス（L.ケフィアとして知られている）：腸の通過菌で、ケフィア粒やケフィア飲料に含まれる。乳酸を生成し（アルコールと二酸化炭素も生成する）、好ましくない細菌を抑制する。

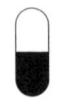

抗生物質に耐性を持つ＝悪玉菌

　スーパーバグ抑制の見通しについては今後の課題とするとして、その前にまず、主な抗生物質耐性菌の性質や潜在能力について、基本的なことを知っておく必要があるだろう。

黄色ブドウ球菌

　この細菌は、だれもが持っている。通常は鼻腔に常在し、一般的に以下の部位の感染症を引き起こす。

　　◎皮膚（腫れ物や膿瘍など）
　　◎眼球の結膜（結膜炎）

　また、体内に入ると（多くの場合、病院で手術後などに起きる）、以下の感染症の主な原因となる。

　　◎肺（肺炎）
　　◎脳（脳膜炎）
　　◎骨と骨髄（骨髄炎）
　　◎心臓（心内膜炎）

　さらに、以下のような、しばしば致命的になる恐ろしい症状を引き起こすこともある。

　　◎毒素性ショック症候群
　　◎熱傷様皮膚症候群（SSS）。この病気にかかると、体の皮膚がやけどしたように剥がれ落ちる。

　SSSと毒素性ショック症候群はいずれの場合も、黄色ブドウ菌と、潜在的に危険な酵母菌であるカンジダ・アルビカンス（地球上のすべてのヒトにすみつ

き、通常は害を及ぼさない)が組み合わさって関与しているようだ。カンジダ菌は、抗生物質の使用により、腸内フローラ(細菌叢)を含む自然の抑制力が損傷を受けた際に、腸管で激増することが多い。

ミシガン大学のユーニス・カールソン博士は、ヒトの組織で黄色ブドウ球菌などの病原菌とともにカンジダ菌が活発に活動すると、病原菌の毒作用が大幅に増し、致命的な毒性ショック症候群を引き起こすことがあると発表している[1]。

時間の経過とともに、黄色ブドウ球菌は、バンコマイシンを除くほぼすべての抗生物質に耐性を持つようになった。そのためバンコマイシンは現在、黄色ブドウ球菌の抑制のために特に使用されている。

バンコマイシンには潜在的に危険な副作用があり、服用が難しく(通常は点滴で行う)、高額である。しかし、これが唯一の黄色ブドウ球菌に効く抗生物質である。時間の問題ではあるが、もし黄色ブドウ球菌がバンコマイシンに対して耐性を獲得すると、現時点でほかに利用可能な抗生物質による治療方法は存在しない。

その他、一般的に抗生物質に耐性を持つブドウ球菌には、エピデルミディスやヘモリチカスがある。現在、これらのブドウ球菌が原因で広まった院内感染による感染症は、バンコマイシンで治療するのが一般的だが、この分野の第一人者らによると、抑制方法としては不適切である場合が多いという。

ロンドンのセント・トーマス病院微生物学科のフレンチ教授とフィリップス名誉教授は、「このような(ブドウ球菌の院内感染が原因で発症した)感染症は抗生物質による治療が不要である場合が多い。不必要なバンコマイシンの投与を行うと、耐性の出現の要因となってしまう」と述べている[2]。

また、もしこれらのブドウ球菌がバンコマイシンに耐性を持つと、より危険な細菌である黄色ブドウ球菌に耐性を移転してしまうと予測され、それが現実になると、「重篤で治療不可能なブドウ球菌感染症を引き起こすだろう」と述べている。

繰り返しになるが、警告がなされているにもかかわらず、また過去の経験があるにもかかわらず、不適切な治療は行われており、悲惨な結果がいつ起こってもおかしくない状況が存在している。また、特定の抗生物質が、使用すべきでない症例で使用されているために、現時点で、黄色ブドウ球菌を抑制で

きる唯一の抗生物質に対する耐性さえ出現しかねない状況なのである。

コリネ型細菌

　コリネ型細菌は、ほとんどのヒトの皮膚上に存在し、通常は害を及ぼさない。大抵の場合、抗生物質に感受性がある。しかし、病院施設において、患者がしばしばコリネ型細菌の耐性菌株や耐性菌種のコロニーとなり、状況によっては感染症を発症する。病院で発症する可能性が高い理由は数多いが、最大の理由は、入院患者はすでに病気を患っているため、免疫が低下傾向にあることがあげられるだろう。

　コリネ型細菌の感染は、カテーテルや人工器管を使用した場合や、さまざまな血液疾患や悪性疾患によって、免疫システムが弱体化している患者に非常によく発生する。

　現在、コリネ型細菌は、病院でほとんどの抗生物質に耐性を持っており、唯一、バンコマイシンのみが効力を持つ。

肺炎連鎖球菌

　肺炎連鎖球菌は、名前が示すように、肺炎を引き起こすことが多いのだが、髄膜炎の原因となるほか、静脈洞、耳、血液、肺の感染症をしばしば引き起こすこともある。

　耐性が弱い場合は、この菌に対しては今もペニシリンを大量に投与することで感染症を抑制することができる。しかし、多数の抗生物質に耐性を示す細菌株の場合、強力な抗生物質であるバンコマイシンや、セファロスポリン系抗生物質であるセフォタキシムを治療に使用するのが一般的である。

　研究者らは、後者にあげたレベルの抗生物質も、肺炎連鎖球菌を抑制する力を徐々に失っている兆候があるとし、時間の経過にしたがって耐性が強力になっていくことが最大の脅威であると指摘している。

腸球菌

腸球菌は主に腸の中に住み、腸の感染症に関与することがある。また以下の部位の感染症の原因にもなることがある。

◎血液（菌血症）
◎心筋（心内膜炎）
◎尿路
◎子宮内膜

腸球菌はしばしば、カテーテルを使用した際に起きる感染症や（当然ながら病院で発生する可能性が最も高い）、腹膜炎の原因となる。

病院施設において、深刻な感染症でもっとも頻繁に発見される腸球菌属の細菌は、エンテロコッカス・フェーカリスとエンテロコッカス・ファシウムである。

後者はこれまであまり重要視されず、危険性がない（そして容易に抑制できる）とみなされてきたが、現在は加速度的に抗生物質への耐性を強めていることが分かっている。

「この2つの細菌は、1990年代でもっとも重要で問題の多い、多剤耐性病原菌である」とは、フレンチ教授とフィリップス教授の言葉である。

インフルエンザ桿菌

インフルエンザ桿菌はしばしば、以下にあげる部位の感染症の原因となる。

◎喉
◎静脈洞
◎耳
◎骨および関節
◎胸
◎脳髄膜

そして、時には、女性の乳房の感染症（乳腺炎）の原因となる。

インフルエンザ桿菌もまた、アンピシリンなど、この細菌を抑制する主な薬剤への耐性を徐々に強めている。1980年代初頭にスペインで発生した重大な症例では、髄膜炎患者のインフルエンザ桿菌の約60％が、クロラムフェニコールとアンピシリンに対する耐性を示した。

セフロキシムやセファクロルなどの抗生物質に対して、依然として強い感受性を示しているが、現在、同抗生物質にも低レベルの耐性が報告されている。

ナイセリア属淋菌

ナイセリア属淋菌は、以下の感染症の原因となる。

　　◎淋病などの性感染症
　　◎骨盤内炎症性疾患
　　◎眼の感染症
　　◎咽頭炎（まれなケース）、性器の感染症がある場合に発症することが多い。

ナイセリア属淋菌は現在、ペニシリン系の抗生物質に幅広く耐性を持っており、さらにテトラサイクリンに対する耐性も強めている。現時点では、スペクチノマイシンやフッ素を導入したキノロンなど、一般的に使用されている抗生物質に対しては、若干の耐性を示すのみである。

髄膜炎菌

髄膜炎菌は、以下の感染症の原因となる。

　　◎細菌性髄膜炎
　　◎急性咽頭炎

多年にわたって、髄膜炎菌による感染症の治療には、スルホンアミド薬剤が使用されていた。しかし、1960年代に耐性が出現し、効果がなくなった。

ペニシリンの抑制効果は現在も高いが、やはり状況は変化しつつある。

いかに急速に抗生物質耐性が生じるかは、スペインで起きた事例で明らかになった。スペインでは、1985年の時点で、髄膜炎菌はペニシリンにまったく耐性がなかった。しかし、1987年までに約7％が耐性を示すようになり、1989年には20％が、ペニシリンに対する感受性を低下させたのである。

腸内細菌

腸内細菌のグループには、大腸菌、クレブシエラ菌、エンテロバクター菌、セラチア属菌、シゲラ菌、サルモネラ菌、カンピロバクター菌が含まれる。これらの細菌は、ほとんどの人の腸管に少数ではあるが存在するものだ。問題が起きるのは、何らかの変化でこれらの腸内細菌の感染性が激化した時である。

細菌が存在する環境は、感染症が発症するかしないかを決定づける、非常に重要な要素である。抗生物質を使用すると、腸管の「環境」は、体の他のどの部分よりも深刻なダメージを受ける可能性があることを、念頭に置かなければならない。

腸内細菌は、以下の感染症の原因となる可能性がある。

◎腸管（食中毒はその一例である）
◎腹部（けがの後に発症することが多い。腹膜炎も含まれる）
◎耳（急性中耳炎）
◎血液（菌血症）
◎骨および関節
◎脳（多くは脳膿瘍や新生児の髄膜炎）
◎皮下組織（蜂巣炎：非常に深刻な感染症で、点滴静脈注射が原因で発症することが多い）
◎眼の感染症
◎肺（肺炎）
◎まれなケースだが、移植患者の感染症

これらの細菌の多くは現在、あらゆる抗生物質に対して、多少なりとも耐性を持っている。たとえば大腸菌（一般的な食中毒の原因菌）は、通常はアンピシリンやアモキシシリンに感受性があるが、時折ほぼすべての抗生物質に対して多剤耐性を示すことがあり、この傾向は今後も継続すると予想される。

　院内感染をたびたび引き起こす、クレブシエラ菌、エンテロバクター菌、セラチア属菌に対して、これまでセファロスポリンやアミノグリコシドなどの抗生物質を使用して抑制してきた。しかし、研究者の報告によると、カルバペネムを除くほぼすべての抗生物質に耐性を持つクレブシエラ菌株が現れ、免疫不全を起こした人に特に重篤な感染症を引き起こすことがあるという。

　腸内細菌のひとつであるサルモネラ菌は、しばしば食中毒の原因菌となるが、感染患者から再生したサルモネラ菌の約80％に、主な抗生物質に対する耐性が発見されている。一部のフルオロキノロン系抗生物質に対する感受性は残っているものの、サルモネラ菌の耐性は拡大の一途をたどっている。

　フレンチ教授とフィリップス教授は、物議をかもしている動物への抗生物質の投与についても言及している。

　感染症を発症したヒトの腸内細菌の多くが耐性を持っていることが確認されているが、飼料への抗生物質の添加（家畜の成長を早めるために）が、その大きな要因であることを示す確固たる証拠がある、と両教授らは指摘している。残念ながら、この傾向は改善されていない。

　非常に高度な抗生物質（キノロンなど。☞第4章参照）が農家で使用されているため、ヒトがサルモネラ菌の感染で食中毒を起こし、抗生物質による治療を受けると、その抗生物質に対する耐性が現れることがあるのだ。

　食料用の家畜生産における抗生物質の使用は、長年にわたって懸念されてきた。1986年にスウェーデンで、抗生物質耐性菌の感染症で入院した患者の少なくとも3分の1が、それまで抗生物質による治療を受けたことがなかったことが判明すると、スウェーデン政府は飼料に抗生物質を使用すると、抗生物質に耐性を持つ微生物を培養することになりかねないうえ、肉を消費するヒトに移転するおそれがあるとして、その使用を禁じた。

　1988年以降、スウェーデンのほぼすべての家畜に、抗生物質が使用されなくなった。その時から、スウェーデンの家畜は、唯一サルモネラ菌に汚染され

ない商業動物となったのである[3, 4]。

　残念ながら、経済的理由や製薬業界の強力な圧力が主な障壁となって、他のほとんどの国はスウェーデンのような重大な一歩を検討すらしておらず、抗生物質耐性菌のさらなる出現を確実に促進する状況にある。

緑膿菌

　緑膿菌は通常、院内感染の原因菌となることが多い(科学の世界では、ギリシャ語で病院を意味するノソコミアルにちなんで、ノソコミアル感染と呼ばれている)。
　以下の部位における感染症では、しばしば緑膿菌が発見される。

- ◎血液
- ◎骨
- ◎関節
- ◎肺
- ◎尿管
- ◎腹部(腹膜炎)

　緑膿菌は、カテーテルや移植手術を通じて人体に入り、感染症を引き起こす。あらゆるタイプの抗生物質に耐性を示しているが、現在のところ治療可能である。

アシネトバクター属菌

　アシネトバクター属菌は通常、皮膚の表面に存在する細菌で、以下の部位の日和見感染症を引き起こす(通常は病院内で発症する。特にカテーテル使用後の発症率が高い)。

- ◎尿管
- ◎脳の皮膜(脳膜炎)
- ◎腹膜炎

アシネトバクター属菌は、これまで抑制されていた抗生物質に対して広く耐性を持つようになった。

ヒト型結核菌

結核菌は、少なくとも西洋先進国では最近まで抑制されていた。しかし、再出現して大きな脅威となり、現在は、ほぼ治療不可能な形態のヒト型結核菌が発見されることもある。

耐性が出現した主な原因のひとつは、患者が治療を最後まで行わない傾向があることだ。これは、細菌が攻撃を受けた薬剤に対する防衛能力を進化させる機会を与える、主な要因のひとつでもある。それはまるで防衛軍が、潜在的な侵入者に自分たちがどう防衛する予定かを示した後で、休暇を取ってしまうようなものだ。侵入者は相手の防衛網を破る方法を編み出す時間を得ることになる。

ヒト型結核菌の多剤耐性菌株の出現の背景にある、もっとも重要な原因は以下が考えられている。

◎患者が一連の治療を完了しないこと——突然変異による耐性菌株の出現を招く。
◎経済的圧迫による公衆衛生サービスの悪化
◎医療従事者の結核の診断や治療に関する訓練不足
◎臨床検査結果の報告の遅れ
◎単一薬剤治療（☞後述参照）
◎抵抗力が低下した人の激増。その多くは、貧困による栄養不足の人、ホームレス、HIV感染者、薬物濫用者などである。
◎結核が風土病である地域から西洋の都市に移住する人の増加。

これらの要因の多くは解決が困難で、そもそも医療問題というより政治的、経済的問題である。言い換えるなら、すべての人に十分な住宅、食料、医療があり、免疫システムにダメージを与えるような習慣がなければ、結核は消滅

するということだ。

現在、結核治療を成功させるためには、以下が必要である。

◎良好な栄養摂取と衛生状態
◎一連の治療の完了を確実に行うための管理体制
◎正しい抗生物質の併用の選択

抗生物質の併用による治療方法は、侵入者を複数の方法で殺したり不活性化することができる、最善の選択肢であると考えられている。

単一の抗生物質のみを使用すると、一連の治療が完了しても、ヒト型結核菌がそれに反応して劇的なスピードで遺伝子を修正し、自らを守ろうとする可能性がある。

結核治療が完全に失敗に終わる症例の数は、現在も比較的少ないが、多剤耐性結核菌（MDR-TB）が出現すると致命的となってしまう。これは、HIV感染者や持続的な薬物濫用による重篤な栄養不良患者など、免疫システムがすでに低下している場合は特にその傾向が強い。

悲しむべきことに、病院内におけるMDR-TBの発生は増加している。その原因の一部はすでに述べたとおりだが、抗生物質の攻撃に対して多くの細菌が免疫を持つようになった他の理由については後述する。

善玉菌、悪玉菌、そして恐るべき耐性菌という悪役については、お分かりいただけたことだろう。それでは次に、それらをやっつける正義の味方（薬剤）について理解を深めていただくことにする。

第3章
抗生物質小史

　抗生物質そのものに触れる前に、抗菌剤治療について簡単に説明しよう。抗菌剤の中には、抗生物質の発見前から現在に至るまで、使用されているものもある。

　1935年以前は、感染症を治療する有効な医学的措置はほとんど存在しておらず、キナの木の皮の抽出物をマラリアの治療に使用したり（最終的にキニーネが得られる）、ある種の赤痢に吐根（訳注：南米産のアカネ科植物の根を乾燥したもの）を使用するなど、何百年も前からの伝統的手法があるのみだった。

　20世紀初頭、ドイツで寄生虫感染症の治療薬がいくつか開発されたが、抗菌薬は存在しなかった。事実上治療不可能とされていた感染症を救うことができるようになったのは、サルファ剤が発見されてからだった。

サルファ剤の誕生

　1935年、ドイツで、産褥熱など一般的に致命的となる、連鎖球菌感染症の治療に使用できるサルファ剤が開発された。

　これより前、1930年初頭の英国では、毎年1,000人以上の若い女性が、産後に血液の感染症にかかり、産褥熱を発症して死亡していた。当時は、出産の10万件に100件をはるかに上回る割合で、このような母体の致命的な感染症が発生していた。

1930年代半ばに、スルホンアミド系抗生物質が新たに導入されると、産褥熱による死亡件数が激減し、1940年までに出産の10万件に20件の割合にまで減った。1940年代初頭にペニシリンが導入されると、この数値はさらに減少し、1950年には10万件に10件にまで減少した。

　サルファ剤の研究の結果、この薬剤が体内に発散する硫黄化合物の一種のスルファニルアミドが、抗菌効果を生んでいることが判明した。これをきっかけに、さらに研究が進み、1938年のスルファピリジンの生成につながった。この薬剤には肺炎球菌性肺炎の原因菌に対する強力な抗菌作用がある（☞第2章参照）。

　サルファ剤の研究はその後も続行された（多くの科学者はこの種の薬剤はもうあまり重要でも有用でもないと考えているが、研究は現在も継続されている）。リチャード・レーシー教授は、ジェフリー・キャノンが耐性の出現について包括的に検証した著書、『Superbugs』（Virgin、1995）の中でこう書いている。

　　「スルホンアミドの使用は、エイズ患者がよく感染するニューモシスティス・カリニ菌という、非常に特別かつ唯一の状況で使用するコトリモキサゾールを除いて、全面的に回避すべきだ。（スルホンアミドを含む薬剤は）毒性が比較的強い（多くの健康問題を引き起こす）、時代遅れの薬剤である。農業においても、食肉その他、ヒトの食料に残留しない程度まで、制限的に使用することが望ましい」[1]

　しかし、サルファ剤は、現在も広く使用されている。サルファ剤の副作用は以下のとおり[2,3,4]。

　　◎尿の中に結晶を形成し、腎臓の閉塞を招く。最近では正しい用量を守れば、ほとんど起こらないといわれているが、万が一発生すると非常に危険である。初期症状は血尿である。
　　◎中程度の発熱や皮膚発疹、血液細胞の損傷などの過敏反応は、一般的ではないが起こる可能性がある。

第3章　抗生物質小史

◎まれに起こる重篤な反応は、発熱と皮膚発疹に加えて、口や膣の広範囲にわたる潰瘍である。眼にこの症状が及ぶと、失明することが多い。このような、場合によって致命的となる症状を、スチーブンス-ジョンソン症候群といい、通常は持続性のサルファ剤が原因で、成人よりも若者に発症することが多い。ただし、この種の反応が起こるのは、概算で、処方された薬剤1,000万回分の用量あたり1～2件で、非常にまれであることを認識することが重要である。
◎動脈や心筋の炎症が起こることがある。
◎骨髄が損傷し、さまざまな血液細胞の病気、白血球の減少、さまざまな形態の貧血など、場合によっては重篤な症状を引き起こす。
◎肝臓の損傷や肺疾患を起こすこともあるが、報告されている症例は非常にまれである。

現在、サルファ剤が使用されるのはどんな時か

◎尿路感染症——免疫力が低下したヒトが感染しやすいニューモシスティス・カリニの治療の際に、他の薬剤と組み合わせて使用される。
◎子どもの反復性の耳感染症に時々使用される。
◎以前は、髄膜炎や腸の細菌感染に広く使用されていたが、耐性菌の蔓延により現在は使用が減っている。
◎クラミジアなどの一部の性感染症に使用される。
◎マラリアや一部の寄生虫感染症の治療に時々使用される。
◎潰瘍性大腸炎やクローン病などの症状を長期的に抑制する場合に使用される。

何万種類もある抗生物質

初期の抗生物質研究の多くは、労を惜しまず熱心に行われたが、ほとんど偶然と言ってよい発見もあった。

◎フレミングは、天才的な思考ではなく幸運によって、ペニシリンの抗菌作用を初めて明らかにした。最初のペニシリンが抽出されたカビの胞子は、ロンドンのセント・マリー病院の（カビの研究が行われていた部屋から）窓の外に浮遊し、フレミングの研究室の培養皿に落ちたものといわれている。

◎その後、イリノイ州ペオリアの市場にあったメロン（カンタロープ）から発見された別のカビ（ペニシリウム・クリソゲナム）は、現在ペニシリンの生産に使用されている。

◎1953年、いくつかのウィルス感染症の治療に使用される抗生物質（ヘレニン）が、ペニシリウム・フニクロスムから分離された。発見者であるショープ博士は、妻の写真のガラスカバー（アイシングラス）の上で、増殖しているのに気がついたという（この抗生物質の名前は、妻の名前であるヘレンにちなんでつけられた）。

◎土壌にすむカビから多くの抗生物質が発見されている。土壌では何万年にもわたって、微生物が養分やテリトリーをめぐって競争し、相手を攻撃し、自身を防御する方法を発展させている。相手を傷つけ、自分を守ろうとして、微生物が分泌する何万種類の化学物質のひとつをヒトに使用した時、感染症を引き起こす他の細菌を殺すあるいはダメージを与え、治療を受けるヒトに（あまり）損傷を与えないとしても（しかし後に述べるように、これは希望であり、現実的ではない）驚くことではないだろう。

◎セファクロルやセファキシチンなど、幅広く利用されているセファロスポリン系抗生物質はもともと、下水の微生物（カビ）から発見された。

◎現在、文字どおり何万種類の抗生物質の変種が存在し（☞主な変種の差異と詳細は第4章で概説）、何百種類の抗生物質が市場に出回って、処方箋を書く人間に大きな混乱を招いている。（あるとすれば）どの抗生物質が、より適切かを判断するのは難しい場合が多い。判断が簡単で明白な場合もあるが、処方する医者が、不十分な情報に基づいて選択しなければならない場合の方が多い。ギャロッド教授は、「目的がどうであれ、抗生物質を確信を持って選択できる医者はほとんどいない。存在

第3章　抗生物質小史　49

しないと言ってもよいだろう。なぜなら、抗生物質に期待できる効果は、それほど異ならない場合が多いからだ」と、述べている[5]。

◎自然淘汰（そして適者生存）の法則は、抗生物質などの有毒物質（細菌にとって）で細菌を攻撃しても、一部の細菌は自然免疫をすでに持っているか、今後獲得することにより、生き残るであろうことを示唆している。生き残った細菌は、獲得した耐性を子孫に伝えることができる。このプロセスこそ、スーパーバグ問題の根幹をなしている。

数千年前の古代エジプトのみならず、有史を通じて、さまざまなカビから取り出した物質を感染症の治療に利用したという記録が、いくつか存在する。しかし、近代的な抗生物質の使用は1940年ごろからである。以下に主な抗生物質の特徴を紹介する。

ペニシリン

フレミングは、1929年にペニシリンの抗生作用を確認していたが、カビ菌であるペニシリウム・ノタータムの抽出物を、感染症治療に使用できるようになったのは1941年以降だった。

初期の研究者らは、患者を治療するのに十分な量の初期のペニシリンを集めるのに苦労し、需要が非常に多いのに対して生産が遅すぎるという問題に直面した。特に最初の劇的な治療効果がニュースとして取りざたされると、その問題は顕著となった。

髄膜炎、敗血症、肺炎などの病気が初めて抑制可能となり、初期のペニシリンが、サルファ剤より優れた効果があることが証明された。

当初、ペニシリンの「リサイクル」方法として、患者の尿から微量の痕跡を抽出し再利用された。数年後、生産方法が改善され、リサイクルは行われなくなった。

◎ペニシリンは当初、成人の生命にかかわる重篤な感染症のみならず、子どもの感染症にも幅広く使用された。

◎ペニシリンをはじめとするすべての抗生物質は、ウィルス性疾患の治療には役に立たない。それにもかかわらず、そのことに無知であった当初から現在に至るまで、抗生物質は細菌にまったく起因しない病気にも、しばしば処方されている。

◎ペニシリンに対するアレルギー反応が、下痢や吐き気などの他のタイプの反応と同様に（通常は軽度で、短期間でおさまる）、非常によく起こるようになった。現在もその状態が続いている。

◎熱狂的で過剰なペニシリン使用の代償のひとつが、1940年代後半に発生した。多くの病原菌が、初期のペニシリンに対する耐性を持つ一方、製薬会社は耐性菌を抑制する新種の菌の発見に努めるという、終わりのない仕事にエネルギーを注ぎはじめたのだ。

　イリノイ大学医学部のマーク・ラッペは、予言書といえる『When Antibiotics Fail』（『抗生物質が効かなくなるとき』）の中で、1975年から1986年の間に、23,000種類以上のペニシリンが開発された（さらに7,000種類以上のセファロスポリン、1,500種類のリファマイシン、3,000種類のテトラサイクリン、750種類のリンコマイシン、300種類のストレプトマイシン、そして1,000種類のアミノグリコシドが開発されている！）ことを指摘している[6]。

耐え難い事実ではあるが、多くの製薬会社の繁栄は、新しい耐性が生まれ、新しい薬剤が登場するサイクルが永遠に続くかどうかに左右される。彼らにとって問題なのは、選択できる新しい抗生物質がますます限られるようになって、このサイクルを継続できないことである。スーパーバグの超耐性と、それが引き起こしている健康の危機に対処する、何らかの方策を発見しなくてはならない。

ストレプトマイシン

　1944年までに（ストレプトマイセス・グリセウスという細菌から）、ストレプトマイシンが開発された。この画期的な抗生物質は、結核治療に効果をあげたが、それもしばらくの間のことだった。数年という短い期間で、ヒト型結核菌の耐性菌株が登場したのだ。
　すぐにストレプトマイシンにも非常に高い毒性があることが分かり、西洋先進国ではその有用性が低下しつつあるが、発展途上国では広く、しかも不適切に（他の抗生物質と共に）使用されており（処方箋が不要な場合が多い）、おもに栄養失調の人びとが、潜在的に病気の時限爆弾を抱えている。
　英国医師会（British Medical Association）は、次のように述べている。

　　「これらの強力な薬剤はあらゆる細菌に効果があるが、他の抗生物質ほど幅広く使用されていない。注射で投与しなければならないことと、深刻な副作用を起こす可能性があることがその理由だ」[7]

　そのためストレプトマイシンの使用は、重篤な感染症を病院で治療する場合に限られる。
　本剤の投与によって起こり得る副作用は以下のとおりである。

　◎耳の神経の損傷
　◎腎臓の損傷
　◎重篤な皮膚発疹

　ペニシリンとストレプトマイシンが登場してから50年以上もの間、多数の新しい抗生物質が生まれ、毎年市場に登場し続けている。

クロラムフェニコール

1940年代後半には、「広範囲」抗生物質、つまり多くの異なる細菌への効果が期待できる、クロラムフェニコールが登場した。この抗生物質は当初、淋病から血液感染症や胃腸炎に至るまで、あらゆる治療に幅広くかつ熱狂的に使用されていた。

しかしクロラムフェニコールの製造者にとって残念なことに、わずかな数の患者だけにではあるが、致命的になる可能性がある再生不良性貧血など、非常に重大な副作用が、まもなく現れはじめた。また、幼い子どもにも重大な病気を引き起こした。そのため現在、先進国における使用は減少しており、以下にあげる非常に特殊な症状にのみ投与されている。

◎腸チフス（チフスが蔓延している発展途上国では現在も広く使用されている）
◎特定の髄膜炎
◎生命にかかわる胸部の感染症
◎重篤な細菌性感染症で他に効く薬がなく、危険性をはらんだクロラムフェニコール系抗生物質を使用しても、失うものが少ない場合

皮肉なことに、現在クロラムフェニコール抗生物質は、使用されることがきわめてまれであるため、急激に耐性菌が登場していない。そのため毒性が高いにもかかわらず、重複感染の治療薬のひとつにあげられている。つまり、重複感染しなければ、本剤による治療は行われないだろうということだ。

テトラサイクリン

1940年代後半、土壌中の微生物から新しい抗生物質群が分離された。クロラムフェニコール系抗生物質より、さらに幅広い症状に効果があるこの抗生物質は、テトラサイクリンという名で知られている。もっともよく使用されるテト

ラサイクリンのひとつは、オキシテトラサイクリンといい、1950年に初めて登場して以来、現在も非常によく使用されている。

テトラサイクリンは過去も現在も、眼、耳、のど、消化管、尿路の感染症、座瘡、性感染症治療など、あらゆる種類の感染症に使用されている。

残念なことに、他の多くの抗生物質同様、テトラサイクリンは農業においても幅広く使用されて、食物連鎖に侵入している。

この非常に広範囲な抗生物質を過剰かつ無分別に使用したために、耐性菌が出現し、抗生物質の使用を制限している。しかし、副作用があっても、この薬を有益なものとみなす人もいる。

英国医師会(British Medical Association)は、テトラサイクリン系抗生物質がもたらす非常に多くの副作用を、以下のように総括している。

> 「テトラサイクリン系抗生物質を、幼い子どもや妊婦に投与した場合の大きな問題は、発育中の歯が変色することである。また経口投与の場合は、効果が得られる血中濃度に達するまで大量に服用しなければならない(腸を通じて吸収される量は非常に少ない)。しかし、そのような大量の服用は下痢を起こしやすい」

短期的な副作用としては、以下のようなものがある。

◎アレルギー反応
◎直腸の痛みとかゆみ
◎舌の痛み
◎嚥下障害(食物を飲み込むのが困難となる症状)

長期的な副作用はすべて、テトラサイクリンが腸内フローラ(細菌叢)を破壊する作用が原因となっている。腸内フローラは良性の細菌で構成されており、腸の解毒作用を行い、ビタミンB群を生成する。そして何よりも、酵母菌を抑制する作用がある。

たとえば、座瘡の治療のためにテトラサイクリン系抗生物質を何カ月も連続

して使用すると、ほぼまちがいなく腸の中で酵母菌が異常増殖する。それを正常に戻すには何年もかかる場合がある（☞この作用の詳細と対処法については第7章と第8章、損傷を回復するためプロバイオティクスを利用する対策については第9章参照）。

セファロスポリン

前述のように、（セファクロルなどの）セファロスポリンは、1940年代半ばに下水で発見された菌類の胞子からはじめて抽出された。当初は毒性が非常に強かったが、着実に改善を続けた結果、毒性を弱めることに成功した。

セファロスポリンはペニシリン系の抗生物質と似ていて、有効範囲が幅広く、耐容性が高い。主に胸部、尿路、肝臓、胆嚢の感染症や淋病の治療に使用される。手術の前など、予防薬として使用されるのが一般的だが、ペニシリン系抗生物質で感染症を抑制できない場合にもよく使用される。経口投与と注射のいずれも可能。

副作用は以下のとおりである。

　　◎アレルギー：比較的よく発生する。発生率は患者の10％以下。発疹、発熱、吐き気などの症状を伴う。
　　◎重篤な血液凝固異常：比較的まれな症状

主なセファロスポリン系抗生物質の多くに対して、黄色ブドウ球菌、クレブシエラ菌、大腸菌、緑膿菌など、多数の病原菌の耐性が徐々に構築されつつある。

マクロライド系、グリコペプチド系、リンコサミド系の抗生物質

1950年代初頭、広範囲抗生物質に属するマクロライド系抗生物質が現れた。その中でももっとも有名で、唯一現在もよく使用されるものがエリトロマイシンである。

エリスロマイシンは、ペニシリンやセファロスポリン系抗生物質の代替薬とし

第3章　抗生物質小史　55

て使用されており、レジオネラ症（珍しい型の肺炎）の治療で特に効果をあげている。しかし、肝臓に損傷を与える危険性があるため、慎重に用いる必要がある。

グリコペプチド系抗生物質には、毒性があり、高価なため、めったに投与されないバンコマイシンが含まれる。黄色ブドウ球菌などのスーパーバグに対する効果が高いため（☞第2章参照）使用が控えられており、耐性は低い。ここでもまた、危険なほど毒性が高い薬剤が救済薬になるという皮肉な現象が起こっている。

バンコマイシンの主な副作用は以下のとおりである。

◎全身あるいは体の一部に起こる紅斑性充血（ひどいかゆみを伴う。レッドマン症候群といわれる）
◎粘膜の腫れ
◎心血管の虚脱（まれに起こる）
◎耳の損傷。回復不能の難聴を引き起こすこともある。
◎腎臓の損傷
◎白血球に関連する重篤な血液疾患

しかし、本剤は危険であると同時に、生命を救うことができる薬剤であることも忘れてはならない。

リンコマイシンをはじめとするリンコサミド系抗生物質は、1960年代初頭に登場し、他の抗生物質が効かなかった骨、関節、腹部のきわめて重篤な感染症の治療に主に使用されている。この薬も、副作用が原因で「使用が控えられている」。

英国医師会は、「（リンコサミド系抗生物質は）他のどの抗生物質よりも腸内細菌の活動を大幅に阻害する可能性が高い」と説明し、良性の細菌の健康を維持することがきわめて重大であることを強調している。すべての抗生物質が良性の細菌に損傷を与えることから考えて、リンコサミド系抗生物質も、間違いなく腸内細菌を壊滅すると想定するほうが安全だろう。

キノロン系抗生物質

　キノロン系抗生物質は、比較的最近になって(1970年代以降)開発されたが、抗生物質の恐るべき未来を象徴している。

　過去30年以上にわたって、感染性細菌の耐性種に追いつくための必死の研究が行われてきた。その結果登場した抗生物質のうち、まったく新しいものは数種類だけで、その他はすべて既存種の改良版だった。そのため研究者は、従来の考え方を練り直しても、抗生物質の将来はそこにはないという考えを強くした。

　そこで振り出しに戻り、自然が生み出す生産物に頼るのではなく、人工の抗生物質を研究しはじめた。

　この研究で、抗生物質として作用するが、生物から採取したものではない、ナリジクス酸、ピペミド酸、シノキサシン、ジフロキサシンなど、一連のキノロン系抗生物質(および同系統のフルオロキノロン)が生まれたのである。

　これらの抗生物質の初期の型は「耐性菌の増加と、中枢神経システムに対する比較的頻繁な副作用」が指摘され、回収された。

　主に尿路感染に用いられる現在の型は、一般的な下痢、アレルギー反応、皮膚湿疹、発熱などの副作用をまれに起こす。

　しかしジェフリー・キャノンは著書『Superbugs』の中で、この副作用は氷山の一角にすぎないと警告し、その主な理由を以下のようにあげている。

◎キノロン系抗生物質は、攻撃する細菌の遺伝物質を変化させる作用機序を持っている。そのため、宿主、つまりヒトの遺伝物質も変える可能性が残る(ただし化学者は否定している)。

◎農業、特に魚の養殖で大量に使用され、何万キログラムものキノロン系抗生物質が川や海から生態系に入り込んでいる。その長期的な影響は、まったく予測不可能である。

◎キノロン系抗生物質の一部は、尿を通って人体を離れ、その地域のゴミ処理と水再利用システムに入り込む。その一部は必然的に飲料水を通って人体に戻る。これによる長期的な影響はどのようなものだろう。
◎キノロン系抗生物質は、ターゲットとなる病原菌に対して(耐性を獲得するまでは)効果はあるものの、良性の細菌にはまったく害を及ぼさないため、L.アシドフィルスなどの正常フローラ(細菌叢)を、有害な形態に変異させる機会を与えてしまう。キャノン教授によると、この現象はすでに起こっているという[8]。

抗生物質が何百万人の命を救ってきたこと、これからも救い続けるであろうことに何ら疑いをはさむ余地はない。しかし、これまで行われてきた(そして現在も行われている)抗生物質の誤用がもたらす治療困難な重複感染という恐怖の前兆を、私たちが目にしていることも間違いない。

米国ワシントン州シアトルにある、バスタイア大学のジョセフ・ピッツォルノ学長は、次のように述べている。

「抗生物質は、人体の免疫システムが大幅に低下しているときは非常に有用であるが、過剰な使用は(医療においても農業においても)多くの問題を引き起こす。乱用すると免疫システムにダメージを与え、腸や膣のカンジダ菌の異常増殖を招き(☞第7章参照)、免疫システムから逃れることができる抗生物質耐性菌の出現を促進してしまう……耳や呼吸管の肺炎球菌感染、皮膚のブドウ球菌感染、生殖器の淋菌感染に効く抗生物質を見つけることは、ますます困難になっている。」[9]

時間の経過と共に、細菌感染抑制の研究でさらに多くの抗生物質の変種が発見される一方、攻撃を受ける細菌も、時間の経過とともに自らの性質を変化させ、抗生物質の猛攻に免疫を持つようになる。

製薬会社は、感染症の原因菌を抑制する能力を維持しようとする限り、この終わりのない「いたちごっこ」を続けなければならない。前章で指摘した

ように、現時点では残念ながら細菌が勝利をおさめようとしている。

細菌は、化学物質に対する数多くの対処法を自然環境の中で身につけている（たとえば、養分や領分をめぐって細菌と敵対する真菌やカビは、天然の抗生物質をつくりだすことができる）。たとえば細菌は、抗生物質の一部を不活性化させる酵素のつくり方を知っている。その他にも、自分の構造を変化させて、抗生物質が降り立って作用する表面部分（付着部位）を減らす細菌が増えている。

また細胞壁が無くても生存できる細菌が現れたことは、恐るべき未来を予感させる変化である。まるでレーダーに映らないステルス爆撃機のように、私たちの体の防衛システムには見えない「ステルス細菌」が現れたのである。防衛システムは、細胞の表面の化学物質（たんぱく質）を手掛かりに敵を認識する。その表面が無くなったらどうすればよいのだろうか？

抗生物質の初期の活躍で高まった期待が、次第に薄れていこうとしていることは間違いない。

故L.ギャロッド教授は、英国のノッティンガムにあるクイーンズ・メディカル・センターのデビッド・グリーンウッド教授が著した、抗生物質と化学療法に関する有名な教科書のある章に寄稿して、次のように述べている。

「新しい抗生物質は、個々の細菌に与える作用のみならず、身体そのものに与える影響も、理論上、いまだに予測不可能である。抗生物質の大半の毒性効果は、広範に使用しなければ明らかにならない。また、細菌に攻撃された臓器に対する抗生物質の親和性も、依然として説明できない」

同教授は、続けてこう指摘する。

「使用しなければならない抗生物質の中には、毒性や効果の低さから、理想とかけ離れたものがある。さらに細菌の耐性は、ほぼすべての抗生物質の効果を将来にわたって脅かし続けるものである。まだ発見されていないまったく新しい抗生物質は、もはや存在しないだろう。最

近発見された抗生物質は、すでに知られている抗生物質と類似する特性を持っているからだ。したがって、抗生物質という資源を節約し、保持できる方法で使用するのが賢明だ」[10]

　抗生物質は、命が危険にさらされている状況に限って有効であり、生命を救う効果を維持したければ、現在の濫用をやめる必要がある。これが、本書が伝えたいメッセージである。

抗生物質の将来的課題とは

　医学的見地からいって、効果的な抗生物質は以下のような特性を備えたものでなければならない。

　◎細菌を殺すか抑制する。
　◎重篤で有害な副作用を引き起こすことなく、人体に使用できる。本書では第7章と第8章で、短期的および長期的な副作用について、さらに検証する。読者はそれを基準に、その抗生物質が効果的かどうかを判断できるだろう。
　◎安定性があり、溶けやすく、体からゆっくりと排泄される。

　医学界は、耐性菌の増加という問題に直面しつつ、上記の要望にどうすれば応えられるだろうか？　現在、次のような課題や問題を克服する、あらゆる方法が研究されている。

　◎従来の薬剤を改良して、溶解性、安定性、体内における持続性を高め、毒性を減少させ、可能な限り抗菌性を強力にする。
　◎新たな抗生物質が開発されている。しかし、既存の抗生物質に比べて、有用性が大きく向上したものはほとんどない。
　◎既存の抗生物質に対する細菌の脆弱性を高めるため、遺伝子組み換

えが試みられている。
◎ある細菌の抑制を確実に成功させるために、複数の抗生物質の併用、あるいはより強力な（そして副作用も強い）抗生物質を使用する場合がある。しかし、このような方策をあまりに頻繁に行うと、それに対する耐性も生まれる。耐性因子を減少させるために、抗生物質を組み合わせて、あるいは特殊な方法で使用する対策はいろいろあるが、いずれも耐性因子を完全に排除することはできない。

抗生物質に代わるもの

命を救うための選択肢は抗生物質以外にも存在する。感染を抑制する他の方法と、免疫を高める手法を検証することである。これについては後述する。

本章で触れた事実からも、抗生物質はどうしても必要な場合、つまり命が危険にさらされている場合を除いて、その使用を控えるべきであることが分かる。

身体の自然な防衛能力（免疫システム）を促進する他の方法を学び、利用して、身体が元来持っている大切な役割のひとつである、細菌の侵入の抑制を、行わせるべきである。第5章と第6章では、免疫を強化する方法を多数紹介するが、次章ではまず、抗生物質が具体的にどのように作用するのかを詳しく検証したい。

第4章
主な抗生物質の作用と問題点 [1, 2, 3, 4, 5]

　抗生物質は、生物から抽出した物質で、経口投与あるいは注射で体内に入ると、血流を通って感染部位に到達し、進入した細菌を殺すか他の方法で不活性化させるものである、と定義することができる。

　この定義では、抗生物質は「全身に」作用するものであり、局部的にだけ作用するものではないと言える[6]。

　また、広く受け入れられている別の定義より、抗生物質とは細菌が作り出した物質で、かなり薄められて他の細菌の成長や存在そのものを阻害するもの、と考えることもできる。

　後者の定義では「かなり薄める」ことが重要である。抗生物質が、動物やヒトがつくり出す物質のように、原液のままで細菌を抑制するものではないことを明示しているからだ。たとえば胃酸は、食物を消化する働きの一部として、胃の中の細菌の活動を抑制するために、酸性度を適正なレベルで維持する役目も果たす。

　体の表面に使用して細菌感染を抑制するものは、抗生物質というより消毒薬として知られている。

　細菌を不活性化あるいは殺す合成物質（生物から抽出したものではない）は抗生物質ではなく、単に「抗菌」剤と呼ばれる。

　したがって、第3章で説明したサルファ剤や、さらに最近になって登場したニューキノロン系薬剤は、抗菌剤であって、抗生物質ではない。しかし、多くのケースで、細菌感染を抑制するという、抗生物質とまったく同じ役割を果たしている。

現在、感染症治療に使用されている真の抗生物質は、すべて微生物がつくり出したものだが、その多くは効能を変更するために、化学的にヒトの手が加えられている。また、現在では人工的に開発されているものもある。

抗生物質はどのように作用するのか

抗生物質（抗菌剤）には、2つのまったく異なる作用がある。

1 殺菌性がある場合、実際に細菌を殺す。
2 静菌性がある場合、細菌の繁殖や機能を阻害することにより、細菌の活動を弱めたり停止させたりするが、細菌を実際に殺すことはない。本章で後述するように、抗生物質が細菌にダメージを与えたり、抑制する方法は多数ある。

　細菌は、空気中や手に触れる物のほぼすべて、つまり私たちの周囲のどこにでも存在する。また、皮膚上、口、耳、鼻、目には何十億個、消化管には何兆個も存在する。消化管には、400種類以上の異なる細菌種が生息しており、その大半は良性で有益である。
　ヒトは存在して以来、細菌と共に生きてきた。また進化論によると、地球上のほぼすべての生命と同様、私たち自身も生命体の原型である細菌の子孫である。
　第7章でより詳しく述べるが、私たちは細菌との間に存在する共生関係に頼って、命を維持している。しかし、残念ながら抗生物質を使った感染症治療が、体内外に存在する必要不可欠な細菌コロニーまで破壊してしまうことについては、十分に考慮されていない。

抗生物質は、細菌そのものを殺すか、細菌の生理機能を阻害することで不活性化させるかのいずれかだが、通常は後者が多い。

　第2章で触れたように、細菌は同一ではなく、それぞれ異なる特性を持つ。酸素が豊富な環境で生息するものもあれば、酸素が無い方が都合が良いものもあり、また、両方の環境に適応できるものもある。

　他にも個々の特性を持つ細菌が多数存在し、この違いと独特の特性を利用して、他の細菌を不活性化したり排除したりする、さまざまな抗生物質が生まれている。

　たとえば、第2章で述べたように、一般的に（例外はある）、グラム陽性（検査で青／紫に染まる）の細菌と、グラム陰性（検査でピンク／赤に染まる）の細菌が存在する。この2通りに染まる性質は、細菌の分類や、どの抗生物質を使用して抑制するかを判断する際に役立つ。グラム陰性の細菌にしか効かない抗生物質や、グラム陽性の細菌にしか効かない抗生物質があるからだ。

　したがって、万能の抗生物質は存在しない。各抗生物質は、ある悪性の細菌を抑制する「作用」があっても、他の悪性の細菌に作用しないことがある。同時に、ある良性の細菌には害を及ぼしても、他の良性の細菌には及ぼさないことがある。

　抗生物質は、特定の細菌の構造や機能と、（あなたや私の）感染した組織の細胞の構造や機能の違いを利用した、「選択毒性」をもって作用するといえる。

　腸内フローラ（細菌叢）を圧倒的に破壊する抗生物質もあれば、より影響が少ないものもある。しかし、正常な細菌を事実上強化する抗生物質は存在しない。与える損害の程度が異なるだけである。

抗生物質と免疫システム

　抗生物質の中には、対象となる細菌を弱体化させたり脆弱性を高めたりするか、攻撃を行っている免疫細胞の活動を強化するなどして、免疫機能を改善するとされているものもある。しかし、抗生物質のほとんどは、いずれの効果もなく、単に何らかの方法で（☞以下参照）細菌を攻撃するだけである。

　他には、細菌感染に対する免疫システムの反応を弱める抗生物質もある（該当する抗生物質には後述のテトラサイクリンやエリスロマイシンが含まれる）[7]。

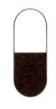

さまざまな抗菌剤および抗生物質の主な特徴

サルファ（スルホンアミド）系抗菌剤

　一般的に使用されているサルファ（スルホンアミド）系抗菌剤は、コトリモキサゾールやスルファセタミドである。

- ◎サルファ（スルホンアミド）系抗菌剤は、抗生物質より前に開発され、わずかであるが現在も使用されている。
- ◎抗生物質と異なり、生物から抽出するのではなく、化学物質から抽出される。
- ◎最初はプロントジルと呼ばれる、体内でスルホンアミドに変化する真紅の染料からつくられた。
- ◎細菌の生存に必要な、葉酸という養分の生成過程を妨害する。具体的には、葉酸を生成するのに必要な酵素の分泌を止めて妨害を行う。
- ◎葉酸がないと細菌は死滅する。
- ◎大部分の細菌が、スルホンアミドとサルファ剤に耐性を持つようになった。

◎サルファ剤を支持する人は、今でも尿路感染症に特に効果があると考えている。

◎その他、クラミジア肺炎と特定の中耳の感染症にも効果があると言われているほか、皮膚、眼、外耳の調合剤の多くにも使用されている。

◎ハンセン病については、スルホンアミド系の薬剤であるダプソーンを使用した、数年間にわたる治療が功を奏しているが、現在では、原因菌が耐性を獲得しようとしている。

◎よく起こるが軽微な副作用は、食欲不振、皮膚発疹、極度の眠気と吐き気のほか、アレルギー反応があげられる。

◎まれであるが、重篤な副作用には(長期の治療期間を避けることで危険性は減少されている)、以下のものがある。

- ・腎臓結石(サルファ剤による治療中に水分をたくさん摂ることで、結石の可能性を低くすることができる)
- ・肝臓の損傷：重篤な症状になる可能性があるため、すでに肝臓機能が損傷を受けている場合は服用を避ける。
- ・骨髄の損傷：防御機能のある白血球の数を低下させ、感染の可能性を高める。

COLUMN

　サルファ系抗菌剤のひとつである**コトリモキサゾール**の使用例、注意事項、副作用をあげる。なおコトリモキサゾールの主な成分はサルファ剤で、他には抗菌薬であるトリメトプリムが少量含まれている[8]。

◎主な適応症：呼吸器や胃腸の感染症、皮膚や耳の感染症
◎特効性のある症状：前立腺炎、淋病、ニューモスチス肺炎
◎通常は処方を控える人：妊婦、授乳婦、6週間未満の乳児、60歳を超えた人(副作用が起こる可能性が高いため)
◎用量と治療期間：注射、錠剤、液剤を通常は、1日2回、5日間服用する。治療期間終了前に投与を停止すると、再発の可能性が高くなる。

◎特記事項：水分を十分に取ること。
◎よく起こる主な副作用：吐き気、嘔吐、発疹、かゆみ
◎まれに起こる主な副作用：下痢、舌の痛み、頭痛、黄疸、眠気、食欲不振、アレルギー反応
◎長期的投与：葉酸の欠乏や血液の異常が起こることがある。
◎禁忌：肝臓あるいは腎臓の疾患、血液疾患、スルホンアミド系抗生物質に対するアレルギーがある人、ポルフィリン症を患っている人、他の薬剤治療を受けている人は、コトリモキサゾールの使用が適切かどうか、特に考慮する必要がある。

ペニシリン

　一般的に使用されているペニシリン系抗生物質は、アモキシシリン、アンピシリン、ベンジルペニシリンなどである。
　◎ペニシリンは、最初に発見された抗生物質である。
　◎ペニシリンは（後述のセファスポリンとまったく同様に）、あらゆる細菌を殺すことから殺菌剤と呼ばれている。多くは「広範囲」抗生物質で、ほぼすべての臓器や器官のあらゆる症状の治療において、さまざまな細菌株を多数殺すことができる。特に適応範囲が広いのは、耳、鼻、喉、呼吸器、骨および関節、生殖器、さらには腎臓や尿路の感染症である。
　◎セファスポリンと同様に、感受性のある細菌に作用する。細菌の細胞壁の正常な形成をつかさどる化学物質の合成を阻害して細菌を破壊させるが、ヒトの細胞に接触しても破壊することはない。
　◎経口服用できる便利なペニシリンもあるが、その他は注射で投与する必要がある。
　◎ペニシリンは、尿を通じて人体から排出される。
　◎ヒトに対する毒性が比較的低いが、アレルギー反応を引き起こすこと

が多く、非常にまれに、重篤な症状、場合によっては致命的な症状にまで至る場合がある。
◎下痢はもっともよく起こる副作用として、処方時に注意を要する。その主な原因は、腸内の良性のフローラ（細菌叢）が損傷を受けることにある（☞この危険性を減少させる対策については第9章と10章参照）。
◎特定のペニシリンは作用範囲が広いため、いわゆる重複感染を引き起こすことが知られている。重複感染とは、抗生物質が感染症の原因菌に作用した後の（この場合は原因菌を殺した後の）、日和見性を持つ細菌、真菌、酵母菌の爆発的な活動をさす。
◎農業で広範に使用されているため、食肉や乳製品から残留物が発見されている。その結果、ヒトは農産物を摂取することにより、細菌を体内にとりこみ、抗生物質治療に対する耐性獲得の機会を与えていることになる。
◎現在、ペニシリン系抗生物質に対する細菌の耐性は広がっており、一部の細菌株（例えば大半のブドウ球菌）は、完全な耐性を持っている。細菌が耐性を獲得する主な要因は、抗生物質の作用を打ち消す酵素の生成方法を、細菌が「学ぶ」ことにある。
◎細菌は、抗生物質の攻撃する付着面を減少させるために、自らの構造を変化させることもできる。
◎このような細菌の耐性を克服するため、アミキシクラブ合剤のアモキシシリンなど、さらに新しいペニシリンが考案されている。しかし、新しいペニシリンも、使用すればするほど、殺すはずだった細菌が耐性菌株を生み出すのを手助けしてしまう。

　「改良された」薬剤が、より強力な細菌の耐性を招き、薬剤のさらなる改良につながるサイクルは、この取り組みの愚かさが明白となるまで、そして自分の活動に適した状況を利用しようとする細菌を抑制するために、より強力で効果のある薬剤を見つけようとするのではなく、免疫機能を高めることに焦点が切り替わるまで、続くだろう。

COLUMN

　ペニシリン系抗生物質のひとつである**アモキシシリン**の使用例、注意事項、副作用をあげる[9]。

- ◎主な適応症：耳、鼻、喉の感染症、呼吸器の感染症、膀胱炎、「単純な」（訳注：ペニシリン系抗生物質に耐性がない）淋病、皮膚感染症
- ◎通常は処方を控える人：乳幼児。ただし用量を減らせば処方可能
- ◎用量と治療期間：患者による。医者の処方に従うこと。通常は毎日3回、小袋、錠剤、カプセル、液剤、あるいは注射で投与する。治療期間終了前に投与を停止すると再発の可能性が高くなるほか、再発するか否かにかかわらず、耐性菌株の出現を促進してしまう。
- ◎よく起こる主な副作用：発疹。ただし、必ずしもアレルギーがあることを示しているわけではない。
- ◎まれに起こる主な副作用：発熱、口や舌の腫れ、かゆみ、呼吸障害などのアレルギー反応
- ◎通常は長期投与しない：短期投与が一般的
- ◎禁忌：経口避妊薬を服用している人に投与すると、不正子宮出血を起こしたり、避妊効果が薄れたりする。
- ◎特に注意すること：腎臓に疾患がある人、アレルギー既往症がある人（ぜんそくや花粉症）、抗生物質に対するアレルギー反応を起こしたことがある人、潰瘍性大腸炎、腺熱を患っている人、あるいは他の薬剤治療を受けている人は、アモキシシリンの使用が適切かどうか、特に考慮する必要がある。

セファロスポリン

　一般的に使用されているセファロスポリン系抗生物質は、セファクロルやセファキシチンなどである。

- ◎セファロスポリンは（ペニシリンと非常によく似て）、あらゆる細菌を殺すため、殺菌剤と呼ばれている。多くは「広範囲」抗生物質で、ほぼすべての臓器や器官の、あらゆる症状の治療において、さまざまな細菌株を殺すことができる。特に適応範囲が広いのは、耳、鼻、喉、呼吸器、骨および関節、生殖器、さらには腎臓や尿路の感染症である。
- ◎排泄されるまで腎臓に集中して作用するため、尿管の重篤な感染症に特に有効である。
- ◎ペニシリンとまったく同じように、セファロスポリンも感受性のある細菌に作用する。細菌の細胞壁の正常な形成をつかさどる化学物質の合成を阻害し、細菌を破壊させるが、接触するヒトの細胞を破壊することはない。
- ◎セファロスポリンは、ペニシリンで感染症を抑制できなかった際に使用されることが多い。
- ◎ブドウ球菌、連鎖球菌、そして大腸菌などのグラム陰性細菌の抑制に特に使用される。
- ◎経口投与するセファロスポリンもあるが、大半は注射で投与する。
- ◎何年にもわたって改良が続けられた結果、最近のセファロスポリンは、ヒトに対する毒性が無いものが比較的多く、適応範囲が広く、膀胱や尿路の感染症への投与や、感染症予防のための手術前の投与に特に重きをおいている。
- ◎初期型のセファロスポリンに対する耐性はかなり広まってしまったが、現在使用されている型は、ここ何年かの間に細菌が身につけた防御を克服する能力が比較的高い。

◎ヒトに対する毒性は比較的低いが、アレルギー反応を引き起こすことが多く、非常にまれに重篤な症状、場合によっては致命的な症状にまで至る場合がある。すでにペニシリン系抗生物質にアレルギー反応を起こしたことがある人は、再びアレルギー反応を起こす可能性が高いため、セファロスポリンの投与を避けなくてはならない。
◎腎臓疾患を患っている人には、非常に慎重にセファロスポリンを投与しなくてはならない。
◎下痢はもっともよく起こる副作用として、処方時に注意を促される。その主な原因は、腸内の良性のフローラ(細菌叢)が損傷を受けることにある(☞この危険性を減少させる対策については第9章と10章参照)。
◎副作用として下痢を伴う吐き気と嘔吐が起こるが、通常は軽微である。
◎重篤な(ただし比較的まれである)副作用は、正常な血液凝固の阻害で、過剰な出血を引き起こす可能性がある。これは高齢者に多い。
◎大半のセファロスポリンは作用範囲が広いため、いわゆる重複感染を引き起こすことが知られている。重複感染とは、抗生物質が感染症の原因菌に作用した後の(この場合は原因菌を殺した後の)、日和見性を持つ細菌、真菌、酵母菌の爆発的な活動をさす。
◎マーク・ラッペ教授は、セファロスポリンを女性の感染症治療に使用すると、膣の正常フローラ(細菌叢)に損傷を与えると報告し、次のように述べている。「元の住人を破壊すると、大腸菌、シュードモナス、ひいては病原菌であるバクテロデスの異常増殖を招いてしまう」。

COLUMN

　セファロスポリン系抗生物質の1つである**セファクロル**の使用例、注意事項、副作用をあげる[10]。

- ◎主な適応症：呼吸器、静脈洞、皮膚、尿路、中耳の感染症。ペニシリンに耐性がある細菌にも効果がある場合が多い。
- ◎通常は処方を控える人：本剤は母乳を通じて乳児に到達してしまうので、授乳婦は処方を避ける。乳幼児は用量を減らさなくてはならない。
- ◎用量と治療期間：通常は短期の治療期間でしか処方されない。毎日3回、持続放出性の錠剤、カプセル、あるいは液剤を経口投与する。治療期間終了前に投与を停止してはならない。再発の可能性が高くなるほか、耐性菌株の出現を促進してしまう（投薬治療の終了が早すぎて生き残った細菌は、次回から防御する方法を「学んで」しまう）からだ。
- ◎よく起こる主な副作用：下痢。通常は重度の下痢にはならないが、正常腸内フローラ（細菌叢）が、ダメージを受けているという事実に注意をして欲しい（☞詳しい対処方法については第9章参照）。
- ◎まれに起こる主な副作用：吐き気と嘔吐、かゆみ、皮膚発疹、発熱、関節の腫れや痛みがあり、通常はアレルギー反応の結果と考えられる。
- ◎禁忌：腎臓に疾患がある人、アレルギー既往症がある人、出血性疾患を患ったことがある人、あるいは他の薬剤治療を受けている人は、セファクロルの使用が適切かどうか、特に考慮する必要がある。

アミノグリコシド

　一般的に使用されているアミノグリコシド系の抗生物質には、ネオマイシン、ストレプトマイシン、ゲンタマイシンがある。

- ◎アミノグリコシドは、ペニシリンの後で開発された第2の抗生物質グループの代表的なものである。
- ◎セファロスポリン系抗生物質と共に、アミノグリコシド系抗生物質は、これまで生産された中でもおそらくもっとも高価な抗生物質である。
- ◎毒性が強く、抗菌性がある広範囲抗生物質で、グラム陰性細菌に効果がある。
- ◎アミノグリコシドは、黄色ブドウ球菌、ヒト型結核菌など、非常に強力な病原菌にも効果がある(耐性を持っていない場合)。
- ◎アミノグリコシドは、他の抗生物質に比べて処方される頻度が低い。通常は筋肉注射で投与しなければならないことや、副作用の可能性があることがその理由である。
- ◎本剤の使用は、重大な感染症だけに大きく限定されている。たとえば、ストレプトマイシンは、結核か腺ペストの治療に時々使用される。また、通常は他の抗生物質と併用して処方される。
- ◎スペクチノマイシンは、ペニシリンに耐性を持った淋病に使用される。処方箋の注意書きは、患者のパートナーも治療を受けることを勧めている。その場合、女性は男性に処方される用量の2倍を服用する。
- ◎ネオマイシンは、腸内フローラ(細菌叢)の破壊性が非常に高いため、何らかの肝臓疾患や、消化管の手術前に経口投与されることが多い。
- ◎アミノグリコシドは、一般的に処方される抗生物質としてより、病院施設内で使用される場合が圧倒的に多い。ただし、ネオマイシンを皮膚塗布したり、点鼻薬、点耳薬、点眼薬として使用する場合を除く。
- ◎アミノグリコシドは、細菌がたんぱく質を合成するのを阻害し、繁殖を抑制することにより効果をあげる。

◎アミノグリコシドは消化管に吸収されないので(そのため通常は注射で投与する)、消化管や尿路の感染症治療では時々経口投与の指示が出される。

◎本剤を使用すると腸内フローラ(細菌叢)が大幅に損傷を受ける。特にリンコマイシン、ネオマイシン、カナマイシンが非常に大きな損傷を与え、カンジダ菌や黄色ブドウ球菌が異常増殖することは珍しくない。本剤に対する細菌の耐性は、拡大しつつあるが、アミノグリコシドの使用を控えると、耐性の出現も減少している。

◎異なる細菌種でも、いったん耐性を獲得すると、お互いにそれを移転し合うことができる場合が多い(これを交差耐性という)。

◎妊婦や腎臓疾患を持つ人は、ストレプトマイシンなどのアミノグリコシド系抗生物質を多量に処方されるべきではない。

◎アミノグリコシドの主な副作用は以下のとおり。

- 注射で投与すると、注射した部位が痛んだりかゆくなったりすることが多い。
- 局部神経にもかゆみや炎症が起こり、神経炎の原因となることがある。
- 多量に服用した場合に限り、高齢者を中心に、回復不能の難聴を含む聴覚障害が起こることがある。
- 腎臓疾患。特に高齢患者に多い(発症はまれだが重篤な症状となる)。
- 再生不良性貧血(発症はまれだが重篤な症状となる)
- 高熱
- 投与された患者の20人に1人は、重篤な皮膚発疹やかゆみを発症する。
- めまいや頭痛(よく起こる)
- 口の周りのしびれ(よく起こる)

COLUMN

　アミノグリコシド系抗生物質のひとつである**ゲンタマイシン**の使用例、注意事項、副作用をあげる[11]。

◎特効性のある症状：病院施設内で発症した、肺、骨、関節、外傷、尿路の感染症や、敗血症（血液感染症）、腹膜炎、髄膜炎などの症状を含む、重篤で複雑な感染症の治療。眼や耳の感染症にも、クリーム、軟膏、点眼薬、点耳薬で投与される。また心臓弁の感染症（心内膜炎）の治療で（あるいは予防措置として）、ペニシリンと組み合わせて使用される。

◎通常は処方を控える人：クリームや点眼／点耳薬は、妊婦に特に危険性はないが、注射の場合は妊婦あるいは授乳婦は処方を避ける。乳幼児は用量を減らす。60歳を超える人も、副作用を起こす危険性があるため、用量を減らす。

◎用量と治療期間：注射は8時間ごとに行うが、腎臓に損傷を与える危険性があるため、通常は10日間以上継続して行わない。目の軟膏の場合は6〜12時間ごとに、点耳薬の場合は4〜8時間ごとに投与する。治療期間終了前に投与を停止してはならない。再発の可能性が高くなるほか、耐性菌株の出現を促進してしまう（投薬治療の終了が早すぎて生き残った細菌は、次回から防御する方法を「学んで」しまう）からだ。

◎よく起こる主な副作用：無し

◎まれに起こる主な副作用：吐き気と嘔吐、めまい、皮膚発疹とかゆみ、耳鳴り、聴力喪失、血尿、頭痛、しびれ。バンコマイシンなど他の薬剤と組み合わせると（スーパーバグによる耐性感染症の治療で行われる）、聴覚喪失、腎臓疾患などの副作用を起こす可能性が高まる。

◎長期的服用：重大な腎臓疾患や聴覚障害の原因となる。

◎禁忌：腎臓疾患や聴覚障害を患っている人、アミノグリコシド系抗生物質にアレルギー反応が出たことがある人、あるいは他の薬

剤治療を受けている人は、ゲンタマイシンの使用が適切かどうか、特に考慮する必要がある。

テトラサイクリン

　一般的に使用されているテトラサイクリン系の抗生物質には、テトラサイクリン、オキシテトラサイクリン、ドキシサイクリンがある。
- ◎テトラサイクリンは、1948年に発見された広範囲な静菌作用のある抗生物質で、肺炎から膀胱炎、結膜炎からコレラまで、多数の感染症治療に幅広く使用されていた。
- ◎ライム病の原因となり、ダニに媒介される原虫（寄生性のあるスピロヘータ菌）にも効果がある。
- ◎テトラサイクリンに対する細菌の耐性が広がってきたため、現在は（一部の国において）以前より使用頻度が大幅に低下している。この現象が起こっている国のひとつである英国では、使用頻度の低下の結果、耐性の発現が減少している。
- ◎通常は、液剤、カプセル、あるいは錠剤を経口投与する。
- ◎現在もっともよく処方される症状は以下のとおり。
    - ・クラミジア、リケッチア、マイコプラズマの感染による肺炎
    - ・クラミジアの感染による尿道炎や骨盤内炎症
    - ・ライム病
    - ・ブルセラ病
    - ・慢性気管支炎
- ◎テトラサイクリンの作用は、アミノグリコシドと似ており、攻撃の対象である細菌がたんぱく質を合成するのを阻害し、繁殖や存続を抑制することにより効果をあげる。
- ◎テトラサイクリンは、農業で大々的に使用されている。食肉生産では（牛、豚、鶏の）成長促進のために、果物生産では果樹の成長促進のた

めに使用されている。これによるヒトの健康への影響は予測不可能であるが、おそらく甚大であろう。

◎テトラサイクリンの主な副作用は以下のとおり。

- 歯に黄色か茶色のまだら模様が出る傾向がある。
- 吐き気、嘔吐、下痢。これらの症状は、テトラサイクリンが、正常腸内フローラ(細菌叢)に損傷を与えている可能性を示唆している。
- 腸の内壁の極端な炎症が、偽膜性大腸炎を引き起こし、重篤な症状となりかねない腸の大出血を招く。
- 対象となった特定の細菌の破壊の結果、重複感染が起こったり、カンジダ菌、黄色ブドウ球菌、プロテウス菌など、あらゆる多数の細菌に、その状況を利用する機会を与える可能性がある。
- 正常腸内フローラ(細菌叢)が損傷を受けた結果、酵母菌(カンジダ菌)が異常増殖する(重複感染)(☞これに関する詳細な情報と、予防方法については、第7章と特に第9章および10章参照)。
- 光過敏症(羞明):この症状は一般的でないが、テトラサイクリン系抗生物質であるデモクロサイクリンを使用すると、発症の可能性が高まる。
- 骨の成長期に服用すると、骨の奇形が起こる。そのため、テトラサイクリン抗生物質は通常、12歳未満の子どもには処方されない。
- 現在患っている腎臓疾患が悪化し、重篤な症状を引き起こす可能性がある。
- 皮膚局部の脂肪酸の変化により、特定の油分(トリグリセリド)が増加し、正常で無害なプロピオン酸菌が破壊されて、黄色ブドウ球菌などの好ましくない細菌が表皮にコロニーをつくる結果、腫れものができるなど、しばしば皮膚疾患が起きる。

◎1977年、マーク・ラッペ教授は、テトラサイクリン(およびクロラムフェニコールの両方)は、ヒトの免疫機能を大幅に低下させ、細菌の進入に対する防衛効果も低下させると報告している。グラスゴー王立診療所(Glasgow's Royal Infirmary)に所属し、グラスゴー医科大学細菌学部部長を務めるカーティス・ゲメル博士は、

テトラサイクリンは、侵入する細菌を「食べて」弱体化させる食細胞などの免疫細胞から、カルシウムやマグネシウムを奪って免疫機能を低下させる能力を発揮していると述べ、ラッペ教授の報告を裏付けている（☞免疫システムに関する詳細は第5章参照）[12]。

◎テトラサイクリンに対する耐性は広がっているが、テトラサイクリンを最初の抗生物質として選択する症状の治療において、まだ大きな問題とはなっていない。しかし、黄色ブドウ球菌は現在、サルモネラ菌種や大半の腸内細菌と同様、テトラサイクリンにも強力な耐性を持っている。

COLUMN

　テトラサイクリン系抗生物質のひとつである、**ドキシサイクリン**の使用例、注意事項、副作用をあげる[13]。

◎主な適応症：呼吸管および尿路の感染症、眼、皮膚、前立腺、胃腸の感染症

◎特効性のある症状：クラミジア菌の感染症や座瘡の治療

◎通常は処方を控える人：妊婦あるいは授乳婦への処方は避ける（歯が黄色あるいは茶色に変色するため）。12歳未満の子どもにも同じ症状が現れるほか、骨の成長に影響があるため処方を控える。

◎用量と治療期間：錠剤またはカプセルを経口投与する。治療期間は個々の症状に合わせて医者が判断する。治療期間終了前に投与を停止してはならない。再発の可能性が高くなるほか、耐性菌株の出現を促進してしまう（投薬治療の終了が早すぎて生き残った細菌は、次回から防御する方法を「学んで」しまう）からだ。

◎特記事項：本剤の服用時は牛乳の飲用を避けること。

◎よく起こる主な副作用：吐き気、消化不良。これらの症状は食後に本剤を服用することで軽減できる。

◎まれに起こる主な副作用：下痢、皮膚発疹とかゆみ、光線過敏症（発疹）

◎長期的服用：特に問題はないとされている。
◎禁忌：肝臓疾患を患っている人、テトラサイクリン系抗生物質にアレルギー反応が出たことがある人、あるいは他の薬剤治療を受けている人は、ドキシサイクリンの使用が適切かどうか、特に考慮する必要がある。

リンコサミド

　リンコサミド系抗生物質は、リンコマイシンとクリンダマイシンの2種類しか存在しない。
◎多くの抗生物質と同様に、最初のリンコサミドは土壌菌から抽出された。
◎医学界は、本剤がどれほど腸内フローラ（細菌叢）に甚大な損傷を与えるかを認識しているため、通常は使用を控えている。
◎リンコサミドは、細菌がたんぱく質を合成するのを阻害し、繁殖や存続を抑制することにより効力を発揮する。
◎リンコサミドは、主に以下の場合に投与される。
　・骨、関節、腹部の感染症（腹膜炎など）の治療
　・女性の生殖器の感染症の治療（通常は他の抗生物質で治療できなかった場合）
　・ペニシリンまたはセファロスポリンにアレルギーがある人の治療
◎リンコサミドは、グラム陽性細菌のほか、一部のマイコプラズマや原虫（☞詳細については第3章参照）にしか効力がない。
◎非常に一般的な副作用は、重篤な下痢である。腸が出血する偽膜性大腸炎を引き起こす場合もある。この症状は、60歳を超える人が発症しやすく、抗生物質の使用を止めた後でも長期間続く。
◎リンコサミド系抗生物質に対して、ブドウ球菌などに耐性が現れている（リンコマイシンはあまり使用されなくなり、代わりにクリンダマイシンの使用が大幅に増えた）。

COLUMN

リンコサミド系抗生物質のひとつである**クリンダマイシン**の使用例、注意事項、副作用をあげる[14]。

◎主な適応症：骨や関節をはじめとするブドウ球菌感染症、心内膜炎（心臓弁の感染症）、ペニシリンに耐性がある感染症、膣の細菌感染症、マイコプラズマ肺炎、肺膿瘍

◎用量と治療期間：リンコサミドは、シロップ、カプセル、注射のいずれの形態でも使用できる。治療期間終了前に投与を停止してはならない。再発の可能性が高くなるほか、耐性菌株の出現を促進してしまう（投薬治療の終了が早すぎて生き残った細菌は、次回から防御する方法を「学んで」しまう）からだ。

◎細菌の耐性：急速に出現する。黄色ブドウ球菌の約25％と、ヨーロッパの一部の地域の連鎖球菌に耐性が発見されている。ただし他の地域（本剤があまり使用されない地域）では、耐性はほとんど存在しない。耐性は本剤を使用した途端、急速に出現する。たとえば、治療開始時にまったく存在しなかった耐性菌株が、治療期間中に発見されることもある。

◎よく起こる主な副作用：吐き気、嘔吐、下痢、そして比較的まれではあるが、発疹

◎まれに起こる主な副作用：クロストリディウム・ディフィシレ菌の重複感染が引き起こす、非常に重篤な偽膜性大腸炎。大腸炎の症状が始まったら、通常はただちに投薬を停止する。

◎禁忌：下痢の症状がある人、大腸炎、肝臓あるいは腎臓の疾患を患ったことがある人は、クリンダマイシンの使用が適切かどうか、特に考慮する必要がある。総じて既往症や疾患がある人には、まず間違いなく使用されない。

マクロライド

現在使用されている主なマクロライド系抗生物質のひとつは、エリスロマイシンである。その他に、クラリスロマイシンやアジスロマイシンなどがある。

◎マクロライド系抗生物質の作用は、テトラサイクリン系抗生物質と似ており（☞前述参照）、攻撃対象である細菌がたんぱく質を合成するのを阻害して、繁殖や存続を抑制することに、より効果をあげる。
◎マクロライドは主に、ペニシリンにアレルギーがある患者に代替薬剤として使用されるほか、以下の症状の治療に使用される。
・子どもの胸部感染症
・レジオネラ症
・慢性前立腺炎
・カンピロバクター菌による腸の感染症
・マクロライドのひとつであるエリスロマイシンは、百日咳などの感染症予防に使用される。
◎本剤に対する耐性は、黄色ブドウ球菌を中心に広がった。しかし新しい型のマイクロライドは（現時点では）、耐性菌を圧倒している。
◎穏やかだが、比較的頻繁に起こる副作用は、吐き気、嘔吐、下痢などである。
◎スコットランドのグラスゴー王立診療所（Glasgow's Royal Infirmary）と、グラスゴー医科大学に所属するカーティス・ゲメル博士は、テトラサイクリンと同様に（☞前述参照）、エリスロマイシンその他のマクロライド系抗生物質は、免疫機能のあらゆる側面を弱体化させると報告している[15]。
◎大半のマクロライド系抗生物質には、深刻な副作用がほとんどない。ただし、エリスロマイシンは例外で、重篤な肝臓の炎症（肝炎）を引き起こすことがある。

COLUMN

　マクロライド系抗生物質のひとつである**エリスロマイシン**の使用例、注意事項、副作用をあげる[16]。

- ◎主な適応症：マイコプラズマ菌が原因で、まれに発症する肺炎を含め、喉、中耳、胸部の感染症を引き起こす、広範囲の細菌に作用する。また、レジオネラ症、淋病、梅毒、ジフテリアの治療や、百日咳の蔓延の予防にも使用される。
- ◎特効性のある症状：ペニシリンにアレルギーがある人の代替薬剤。また座瘡の治療に使用されることもある。
- ◎通常は処方を控える人：授乳婦。乳幼児は用量を減らす。
- ◎用量と治療期間：注射、カプセル、錠剤、液剤を投与する。通常は、14日を超えて投与（毎日2～4回）を継続しない。それ以上長く続けると肝臓の損傷を起こす可能性があるからだ。また治療期間終了前に投与を停止してはならない。再発の可能性が高くなるほか、耐性菌株の出現を促進してしまう（投薬治療の終了が早すぎて生き残った細菌は、次回から防御する方法を「学んで」しまう）からだ。
- ◎よく起こる主な副作用：吐き気、嘔吐。経口投与の場合、特にこの症状が起こりやすい。
- ◎重篤で比較的まれに起こる主な副作用：肝臓疾患
- ◎長期的服用：肝臓の損傷の原因となる。
- ◎禁忌：肝臓疾患を患っている人、エリスロマイシンにアレルギー反応を起こしたことがある人、他の薬剤治療を受けている人は、エリスロマイシンの使用が適切かどうか、特に考慮する必要がある。エリスロマイシンや他のマイクロライド系抗生物質は、他の多くの薬剤に反応するため、必然的に重要な使用上の制限がある。特に以下にあげる薬剤と同時に使用してはならない。
    - ・テオフィリン（喘息その他、気管支の治療に使用）
    - ・カルバマゼピン（鬱病の治療に使用）

・ワルファリン（心血管疾患の際に血液の凝固を防ぐために使用）
・ジゴキシン（心臓疾患の治療に使用）
・抗ヒスタミン剤であるテルフェナジンやアステミゾール（アレルギー疾患に使用）

イミダゾール

一般的に使用されているイミダゾール系抗生物質には、フラジール（イミダゾール系抗生物質メトロニダゾールの商品名）、ファシジン（イミダゾール系抗生物質チニダゾールの商品名）がある。

◎イミダゾール系抗生物質は、酸素が無くても生きられる細菌（嫌気性細菌）と、原虫（多くの熱帯性の感染症や疾患の原因となる単細胞の微生物）にしか効かない。
◎限られた細菌に効果をあげる（広範囲抗生物質と逆の性質）。
◎細菌感染症の治療において、主に以下のような症状の治療に使用される。

・腹膜炎
・脳膿瘍
・骨盤膿瘍
・重傷
・アメーバ赤痢などの原虫感染症（赤痢アメーバ菌が原因）
・ジアルジア症（ランブル鞭毛虫が原因）
・膣炎膣（トリコモナス菌が原因）

◎イミダゾール系抗生物質は生物の遺伝物質（DNA）に介入し、DNAの複製を妨げる作用がある。
◎錠剤あるいは液剤を経口投与するか、注射、点滴、座薬で投与する。
◎本剤に対する耐性はほとんど見受けられない。

◎副作用は、吐き気、嘔吐、下痢、眠気、頭痛。胃腸の不調は、食後の投与により避けられる。
◎尿が変色することがある。
◎長期的な投与あるいは多量の投与は、癲癇性発作や神経筋疾患の原因となることがある。
◎メトロニダゾールは深刻な肝臓障害を引き起こすことがあるため、肝臓疾患を患っている人、あるいは妊婦や授乳婦には本剤の投与を避けるべきである。

COLUMN

イミダゾール系抗生物質のひとつである**メトロニダゾール**の使用例、注意事項、副作用をあげる[17]。

◎通常は処方を控える人：妊婦あるいは授乳婦
◎用量と治療期間：注射、錠剤、液剤、あるいは座薬（ジェル状）で毎日3回服用する。通常は10日を超えて投与しない（5日間がより一般的）。治療期間終了前に投与を停止してはならない。再発の可能性が高くなるほか、耐性菌株の出現を促進してしまう（投薬治療の終了が早すぎて生き残った細菌は、次回から防御する方法を「学んで」しまう）からだ。
◎特記事項：本剤を投与される際は飲酒を避けること
◎よく起こる主な副作用：吐き気、食欲不振、下痢、暗色尿
◎まれに起こる主な副作用：ドライマウス（口腔乾燥）と金属味、頭痛、めまい、眠気、しびれ、刺痛（非常にまれ）
◎長期的投与：発作や肝臓障害が起こることがある。
◎禁忌：肝臓あるいは腎臓の疾患、血液疾患、癲癇を患っている人、他の薬剤治療を受けている人は、メトロニダゾールの使用が適切かどうか、特に考慮する必要がある。抗凝固薬療法あるいはリチウム治療を受けている人は、めまいを起こす可能性があるため慎重に使用する必要があるほか、運転や危険な作業を行う場

> 合は注意する。本剤による治療中の飲酒は、顔面紅潮、吐き気、嘔吐、腹痛、頭痛を引き起こすことがあるので、必ず避けること。

キノロン

　一般的に使用されているキノロン系抗生物質は、アクロソキサシン、シノキサシン、シプロフロキサシン、エノキサシンである。

- ◎キノロン系抗生物質は元来、効果をあげられる細菌の範囲が狭い合成薬物のグループに属し、キノロン骨格にフッ素を添加するまでは、対象となる細菌の多くに耐性を引き起こしたことが確認されている。
- ◎フッ素を添加して生まれた新世代のキノロン系抗生物質は、フルオロキノロンという。現時点で耐性獲得率は減少しているほか、効果をあげられる細菌の範囲が非常に広くなり、あらゆる感染菌を排除するために、人体のどの部位にも投与できる。
- ◎さらに、キノロン系抗生物質とセファロスポリン（☞前述参照）を結合するという新しい開発が進んでおり、肺炎連鎖球菌など、攻撃的な病原菌の耐性を克服している（繰り返しになるが、現時点で克服しているということである。どのような抗生物質でも、使用を続けるにしたがって状況が変わる）。
- ◎キノロン系抗生物質の効果は、細菌の遺伝子物質（DNA）に関連する酵素を抑制し、微生物が繁殖するのを妨げる能力があることで一部説明できる。なお、この作用でヒトのDNAを阻害することはない。
- ◎さらに、本剤の別のグループは細菌に損傷を与える、あるいは殺すための別の手段を持っており、通常は何らかの方法で、細菌がたんぱく質を合成するのを妨げることができる。
- ◎細菌を殺す、あるいは不活性化させる手段を複数持っているということは、細菌を攻撃する手段がひとつしかない薬剤より長くその効果を持続できる可能性がある。

◎キノロン系抗生物質は、以下の症状の治療に使用される。
- ・尿路、呼吸管、胃腸管の感染症
- ・淋病
- ・赤痢
- ・皮膚感染症
- ・キノロン系抗生物質は、ペニシリン系抗生物質にアレルギーがある患者にしばしば使用されるほか、他の抗生物質に対する耐性がある細菌に対して使用される。

◎前述のように、本剤に対する耐性は、初期の過剰使用により広まったが、新型の登場で耐性は（現時点では）大幅に減少した。細菌が、キノロン系抗生物質のどれか1種類に対して耐性を獲得すると、同じグループの薬剤すべてに対する耐性を得ることが分かっている。

◎キノロン系抗生物質を投与される患者の約10%に発症する、比較的一般的で軽微な副作用は、吐き気、嘔吐、下痢などである。これらの症状は、偽膜性大腸炎を発症するとひどくなる。

◎大半のキノロン系抗生物質は、重大な副作用がほとんど見受けられないが、100人に約1人という低い確率で、重度の副作用が起きることがある。具体的な症状としては、不安、重度の皮膚発疹およびかゆみ、悪夢、幻覚などがあげられる。これらの症状は、投与を停止するとおさまる。

◎フレロキサシンなどの三フッ化キノロン抗生物質として知られる型には、光線過敏症（光に対する皮膚反応）を比較的頻繁に引き起こすものがある。この症状は、投与を停止した数週間後でも起きることがある。

◎ある特定のキノロン系抗生物質（ノルフロキサシン、シプロフロキサシン）を投与した高齢者が、肝臓障害を発症したとの報告がある。

◎特定のキノロン系抗生物質（ペフロキサシン、シプロフロキサシン）の服用により、若者（主に10代の若者）に重度の関節炎様の関節障害などの副作用が起こっている。

COLUMN

キノロン系抗生物質のひとつである**シプロフロキサシン**の使用例、注意事項、副作用をあげる[18]。

- ◎主な適応症：適応症は幅広いが、特に呼吸管、尿路、胃腸管の感染症治療に有効である。また、ペニシリンに感受性がある感染症にかかった患者がペニシリンにアレルギーがある場合に、よく使用される。
- ◎通常は処方を控える人：妊婦、授乳婦、乳幼児
- ◎用量と治療期間：淋病には1回分の用量が処方される。長期的な使用に特に重大な危険性が認められなかった場合、治療期間が延長される。ただし、損傷が起こっていないことを確認するために、肝臓と腎臓の監視が必要である。(重篤な症状が全身に起こっている場合は)注射で治療を行う場合もあるが、通常は錠剤で毎日2回投与する。治療期間終了前に投与を停止してはならない。再発の可能性が高くなるほか、耐性菌株の出現を促進してしまう（投薬治療の終了が早すぎて生き残った細菌は、次回から防御する方法を「学んで」しまう）からだ。
- ◎特記事項：めまいを起こすことがあるので、本剤による治療中の運転や危険な作業は避ける。また有害な副作用を起こすので、本剤による治療中の飲酒は避ける。水分を多く摂ること。
- ◎よく起こる主な副作用：吐き気、嘔吐、下痢、腹痛
- ◎まれに起こる主な副作用：めまい、関節痛、頭痛、皮膚発疹
- ◎長期的投与：腎臓あるいは肝臓の疾患を招く。
- ◎禁忌：肝臓あるいは腎臓の疾患がある人、癲癇の既往歴がある人、他の薬剤治療を受けている人は、シプロフロキサシンの使用が適切かどうか、特に考慮する必要がある。

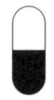

抗生物質がもたらす副作用[19]

スコットランドにあるセント・アンドリュー大学の上級講師であるA. ボール博士は、抗生物質に起因する副作用の種類と発生率を以下のように報告している。

消化管の疾患

- ◎セファロスポリン、ペニシリン、フルオロキノロン、マクロライドその他は、軽い吐き気と腹部不快感を引き起こす。
- ◎特にエリスロマイシンは、患者の16％に、痛み、吐き気、嘔吐を引き起こす。マクロライドの場合は、この副作用の発生率は半減する。
- ◎事実上すべての抗生物質が、偽膜性大腸炎を引き起こす可能性がある。
- ◎クリンダマイシンを処方された患者の、10～25％が下痢を起こす。
- ◎アンピシリンを処方された患者の、5～10％が下痢を起こす。
- ◎下痢は、正常フローラ（細菌叢が）損傷を受けて、酵母菌（カンジダ菌）あるいは細菌（通常はクロストリジウム・ディフィシレ）が異常増殖したことが原因とみられる。黄色ブドウ菌を含む日和見菌の活動により発生する毒素も、原因の1つと考えられる。この問題は、抗生物質を服用した人に、第9章と第10章に掲載する対策を講じる必要があることを裏付けている。

肝臓疾患

- ◎イソニアジド(結核に処方される)などの薬剤を服用すると、肝臓の直接的な中毒が発生することがある。
- ◎ペニシリンやセファロスポリン系抗生物質に対する肝臓のアレルギー反応は、比較的よく発生する。
- ◎マクロライドなどの抗生物質が原因で、一般的な肝臓疾患が起こることがある。
- ◎テトラサイクリンは、肝臓の脂肪に変化を与えることがある。点滴で投与した場合や、多量に投与した場合、あるいは妊婦の場合、特に発生の可能性が高い。
- ◎エリスロマイシンなどの抗生物質は、症例の15%で肝機能に変化を起こしている。しかし、黄疸が出るのはたった2%である。
- ◎フシジン酸(前述のリストには掲載されていないが、フシダン[fusidanes]と呼ばれる抗生物質の一種)は、よく肝臓障害を引き起こす。幸い黄疸は通常、改善可能である。
- ◎コトリモキサゾール(☞前述のサルファ剤に関する記載参照)は、肝臓に変化を及ぼすことが多く、その症状は病気といえるほど重度ではないが、肝炎につながる場合もある。

血液疾患(再生不良性貧血や好中球減少症など)

- ◎髄膜炎、脳膜炎、腸チフスの治療に広く使用される抗生物質であるクロラムフェニコールは、重篤で致命的な血液疾患を引き起こすことがある。
- ◎ブドウ球菌感染症を治療する際に使用するペニシリン系抗生物質は、感染症に対する最初の防衛ラインの大部分を形成する白血球(好中球)の数を激減させ、好中球減少症を(まれに)引き起こすことがある。
- ◎ペニシリン、セファロスポリン、サルファナミド、キノロンなどの抗生物質は、

溶血性貧血をはじめとする重篤な血液疾患を引き起こすことがある。
- ◎テマフロキサシンという抗生物質は、深刻な肝臓や腎臓の損傷を引き起こすため、使用が停止された。この副作用を起こした人の中には、痙攣が生じた人もいた。また数人の死亡者が出ている。
- ◎ベータラクタム系抗生物質（ペニシリンやセファロスポリン）は、時々（セファロスポリンの場合は100人に1人）、血液凝固障害をもたらし、出血多量の原因となることがある。
- ◎ペニシリンやセファロスポリン（ベータラクタム系抗生物質）を処方された患者100人に1人は、血栓性静脈炎（炎症を伴う静脈の閉塞、あるいは「血栓」）を起こす。この症状は抗生物質を注射で投与した場合に、注射した部位で発症することが多い。
- ◎エリスロマイシンを処方された患者の約10％（☞前述のマクロライドに関する記載参照）も、血栓性静脈炎を発症している。

中枢神経系疾患

- ◎ナリジクス酸（キノロン系抗生物質のひとつ）やメトロニダゾール（イミダゾール系抗生物質のひとつ☞詳細は前述参照）の過剰な使用は、痙攣を引き起こすことがある。
- ◎特定の状況下におけるベンジルペニシリンの過剰な投与、セファロスポリン抗生物質の注射あるいは脊髄への投与、あるいは両方を行った場合、まれに痙攣や昏睡状態を引き起こしている。
- ◎反復あるいは長期的なアミノグリコシド系抗生物質の投与により、聴覚障害が起こっている。また、この症状は1回分の服用量でも発症することがあるという報告がある。
- ◎エリスロマイシンやバンコマイシンを多量に服用した後、聴覚障害あるいは耳鳴り（常に高音の雑音が聞こえる。聴覚障害を併発する場合もある）を発症したという報告がある。
- ◎まれに、フルオロキノロン抗生物質の使用後に、混乱、幻覚、譫妄が起こったという報告がある。

アレルギー／過敏症

◎ペニシリンやセファロスポリンをはじめとする大半の抗生物質は、発疹、顔や喉の腫れその他の症状を含む、深刻なアレルギー反応を起こすことがある。
◎このような症状が現れたら、直ちに医師の手当てが必要である。
◎いったんアレルギー反応が出たら、他の同類の薬剤でも同じ反応が起こる可能性がある。
◎アレルギー反応が出る患者は、非常に限られている。しかし、ペニシリンを処方された患者10万人のうち2人が、アレルギー反応で死亡する可能性があるという統計結果から、アレルギー反応がどれほど深刻であるかが分かる。
◎アレルギー性皮膚発疹は、アンピシリンを処方された患者100人に7人、セファロスポリンを点滴した患者100人に1〜2人発症する。
◎光過敏症は、すべてのキノロン系抗生物質とテトラサイクリンの服用により発症する可能性がある。

筋肉および関節の疾患

◎テトラサイクリンは、歯に影響があるため（変色することがある）、7歳未満の子どもには禁忌である。乳幼児に投与すると、短期的ではあるが骨の形成に影響を与える可能性がある。
◎ナリジクス酸やシプロフロキサシンなどのキノロン系抗生物質の一部は、筋肉に重大な損傷や痛みを引き起こすことがある。また一部のペニシリン系抗生物質は重篤な筋肉炎を引き起こしている。

腎臓と肝臓の疾患

◎経口投与あるいは注射された大半の抗生物質は、肝臓で分解し、腎臓を通じて排出しなければならない。そのため、現在あるいは過去に腎臓か肝臓の疾患を患っている人は、非常に慎重に抗生物質を使用する必要がある。
◎エリスロマイシンは、肝臓疾患と特に関連性がある。
◎アミノグリコシドは、腎臓に悪い影響を与える可能性が特に高い。
◎スーパーバグ感染症以外には使用を控えられているバンコマイシン抗生物質は、腎臓に特に毒性があり、処方された患者100人に対して約5人が重篤な症状を起こしている。アミノグリコシド抗生物質を同時に投与すると、特にこの症状を招きやすい。
◎コトリモキサゾールについては、腎臓に持病がある人にさらなる腎臓疾患を引き起こしたという残念な記録も残っている。

抗生物質はガンの原因となるのか

◎臨床検査の結果、メトロニダゾールやキノロンをはじめとする特定の抗生物質が、実験動物の細胞を変異させて、潜在的にガンを形成する状態をつくる可能性があることが分かった。ヒトについても慎重に観察を行ったが、同抗生物質の使用とガンの発病に何らかの因果関係は確認できなかった。

以上、抗生物質の種類ごとの副作用を示したように、以下に当てはまる人は、抗生物質が処方された場合に、特に注意を払う必要がある。

◎妊婦あるいは授乳婦
◎乳幼児および子ども
◎高齢者

◎他の薬物療法をすでに行っている人（薬物相互作用を起こす可能性があるため）
◎抗生物質に対するアレルギー反応を起こしたことがある人
◎腎臓疾患がある、あるいは既往歴がある人
◎肝臓疾患がある、あるいは既往歴がある人

結論と提言

◎抗生物質は生命を救う。
◎抗生物質は正しく使用した場合（適切な状況で適切な用量を投与するなど）でも、重度かつ場合によっては予測不可能な副作用を引き起こすことがある。
◎抗生物質を投与された人の体内環境は、長期的にみて破壊される可能性があるが、それに対する医者の認識は低い。
◎抗生物質の過剰使用、誤用、濫用が、健康を損ねる主な原因となっている。
◎抗生物質は以下のように、医療においてしばしば「誤った」使い方をされている。
　・適切でない人に処方されている（☞前述参照）。
　・「万が一」細菌感染している場合に備えて（予防的に）処方されている。
　・ウィルス感染症に処方されている（効果がないどころか症状を悪化させることがある）。
　・不適切な（たとえば、有効に駆除できない細菌に対して）処方が行われている。
　・原因菌を特定できない際に広範囲抗生物質を処方し、耐性の発現を助長している。
　・過剰な用量
　・不十分な用量

・長すぎる投与期間
・短すぎる投与期間
・特定の症状において、複数ではなく単一の薬剤を投与している。

その結果、以下のような状況が生まれている。

◎全身の正常フローラ（細菌叢）が、広範囲にわたって損傷を受け、病気の原因となっている。
◎細菌の耐性が拡大し、事実上治療不可能な感染症を引き起こしている。

以上のことから、私たちは次のような結論を導かざるを得ない。つまり、感染症に対する姿勢を改め、後章に概説する方法や、予防注射など（ただし注射自体にリスクが伴う）その他の方法で、衛生状態を改善したり、自然免疫を強化することに重点を置かないかぎり、病院や地域で「スーパーバグ」感染の治療に取り組む医療専門家の努力もむなしく、危機的状況に向かうであろうということである。

第5章
免疫の強化1

ライフスタイルの改善
断食による解毒
精神が身体に及ぼす影響

　本章では、免疫システムに生来備わっている防衛機能が弱体化する、主な原因について考えることにする。

　本来、免疫システムは必ずしも弱体化するものではなく、また、免疫システムに過剰な負荷を与えたり、弱めたり、損傷を与える事態を避けるための方策は、実はたくさんある。免疫システムがすでに弱っていたとしても、細菌やウィルスなど外敵の攻撃と、深刻な病気につながる体内環境のダメージの両方を防御する能力を、修復・改善する方法はいくつかある。

免疫システムはどこにあるのか

　免疫システムは、消化器、神経、循環器と違って、独立したシステムとしてあるのではない。大まかに言えば、あなた自身が免疫システムなのである。あるいは、「全身に免疫システムが存在する」と言ってもいいだろう。体の大半の臓器、脳、皮膚、ホルモン器官、その他多くの部位が、免疫システムの「機構」の一部である。

　さて、本書が注目するのは、免疫システムの中でも、感染に対して迅速に防御機能を発揮する部分である。身体に必要不可欠なこの自己制御機能について、まず基本的な知識を確認したうえで、より効果的に機能させる方法を検証

しよう。

自然治癒力の発動

　　◎体に傷をつけても、自然に治る。
　　◎骨折しても、通常は治る。
　　◎ある程度健康であれば、感染症が自己制御される。つまり体の防衛シ
　　　ステムが、侵入者を撃退する。

　これらはすべて、外部から指示を受けなくとも、昼夜を問わず健康を守り、修復し維持する、ホメオスタシスという、自己制御、自己治癒、自己修復の機構が働くプロセスによるものである。ホメオスタシスは、脳、ホルモン器官、神経器官、そして侵入や損傷に対する体の反応を制御する、何百もの化学伝達物質によって統合、調整される。
　感染症、ケガ、アレルギー、ストレス——これらはすべて、防衛システムが正常に機能していれば、自動的に修復される。
　しかし、免疫システムが有効に機能していない場合、欠陥や損傷がある場合、あるいは処理しなければならない事が多すぎてカバーしきれない場合（精神的ストレス、感染症、毒素、欠乏、アレルギーその他、化学的、身体的、あるいは精神的なストレス要因が、一度に押し寄せた状況が考えられる）は、何らかの治療が必要となる[1]。
　健康回復を成功させるために必要な治療法は、以下のとおり。

　　◎身体に生来備わっている防衛機能の支援、救済
　　◎免疫システムが処理しようとしている、ストレスや負担の排除
　　◎上記2つの両方。ただし、さらなる問題を起こして事態を悪化させな
　　　いよう、留意して行うことが最も重要である[2]。

良い治療と悪い治療

　ある一面で効果をあげると同時に、別の一面を悪化させるような治療は、行う価値が無いことは明らかだ。

　例えば、読書用のメガネが目に合っていないことが原因で頭痛が起こった場合、痛み止めの錠剤を飲んで痛みがおさまったとしても、根本的な問題の解決にはならない。

　頭痛はまた再発するだろう。そのうえ、さっき飲んだ痛み止めの錠剤が原因で、腹部に出血が起こってしまったら（たとえばアスピリンにその恐れがある）、頭痛の原因にも対処しないまま、新しい健康障害をつくり出してしまったことになる。

　もし、目の検査を受けて、適切な読書用メガネを手に入れたら、頭痛は治まり、新たな健康障害が起こることもない。

　しかし、頭痛がとてもひどく、目の検査を受ける前に痛みをやわらげたい時は、どうしたらいいのだろうか。

　薬で頭痛をやわらげるより安全な方法（目の運動、マッサージ、リラクゼーション法、ハーブなど）を利用した方がよい。このいずれかの方法で、新たな健康障害を引き起こすことなく、症状を抑えられるだろう。

　次の例で、どちらが良い治療か悪い治療かを考えて欲しい。

　もし、あなたが「鮮度の落ちた」ものを食べて、嘔吐を始め、下痢をしたら、下痢や嘔吐を止める手段を取るべきだろうか？

　下痢や嘔吐を止めてしまうと、体内から毒素を取り除くプロセスを止めてしまうことになる。では、何もすべきでないのだろうか？

　そうではない。このような状況では、特に子どもの場合、水分レベルを維持することが必要不可欠である。また、毒素あるいは毒物に対する体の反応が、害を及ぼす場合もあるので、この点については、的確な医学的助言が求められる。しかし、たいていの場合は、できるだけ快適さを保ち、水分レベルを維持し、毒素の排除を止めるような行為を行わないことが最善の処置である。

　このように、私たちが本能的に抑制すべきだと感じる処置を行うことが、

最善の「治療」となる。体は、本来の働きである自衛の機能を自動的に果たしているのだ。

　もし、実際に危険な微生物が上記の「食中毒」の原因だったら、確かに抗生物質が必要だろう。しかし、後述のように、抗生物質の代替物も存在する。また、抗生物質が必要な場合は、それが引き起こす損傷を最小限に抑える戦略を講じる必要がある。（☞第9章参照）

抗生物質が常に良薬とは限らない

　残念ながら、感染症治療で主に使用される抗生物質は「悪い治療」の枠組みに入ることが多い。細菌の活動には効果を発揮するが（☞第1〜4章参照）、その代償は大きい（新しい健康障害の原因となるため）。抗生物質の使用が本当に必要でないかぎり、それに替わるより安全な方法を探さざるを得ない。

免疫システムが病気を治す

　治療方法が安全、無害、有用でも、症状が改善されるのは、その治療方法によるものではない。それは、ホメオスタシスが機能し、免疫システムが所定の役割を果たすなど、体を正常化する機能がもう一度働いたからである。

　免疫システムを低下させる原因のリスト（☞P.103参照）を確認し、自分の免疫機能向上に役立つ方法を模索しつつ、自己治癒の機構とシステムを改善するだけでなく、身体的・精神的な負担を可能な限り排除することが目標であることを、念頭に置く必要がある。

症状を無理矢理抑えこんではいけない

　前述の食中毒の例にあるように、現れた症状は、時によって、治療が進展している証拠であることを認識することが重要である。

　たとえば発熱は、免疫システムが侵入する微生物と戦うなど、必要な任務を果たしている証拠である。

　大半の細菌やウィルスは、熱を与えると死滅する。体温が38℃（100°F）以上になると、細菌やウィルスを死滅させることができるのだ。

　本章の後半の水治療法に関する記載でも分かるように、温熱療法（人為的に熱を上げて行う治療法）は、体の中心部の熱を実際に上げて、細菌やウィルスを殺すのを支援する手法である[3]。

　残念ながら、実社会では、発熱した場合に多くの人がまずすることは、アスピリンその他の類似する薬剤か、医者に処方してもらった抗生物質による解熱である。

　発熱などの症状に対して「痛い、不快だ、取り除かなければならない」という近視眼的ともいえる姿勢が見受けられるが、発熱は治癒の一環なのである。体が感染症と戦っている証拠である。健康状態が非常に悪いか、発熱が抑制できない（非常にまれ）場合でない限り、自然に熱は下がるものである。

　また、感染症に反応して起こる発熱は、解熱剤を投与するより、しない方が早く下がることも皮肉なことだ。往々にして薬剤の投与は、治療を長引かせてしまうものだ。

　したがって、ある症状に対処するために、体が無意識に起こす反応には耐えて、症状が危険あるいは重度である場合に限って、抑制することが重要である。

　しかし、（痛みや感染症などの）症状を治療する場合は、（毒性負荷を増大したり、体の器官を阻害するなど）回復を困難にするその他の事態を招かないようにしなければならないのは当然である。

健康状態が良好であれば、私たちは大半の感染症に抵抗力があり、何らかの助けがなくても自分で対処できることを覚えておきたい。ただし、それには免疫機能を支援するいくつかの基本ルールを守ることが条件となる。

以下に「抵抗力」に関連する免疫機能の、さまざまな面をまとめ、防衛機能が弱まる多数の原因のうちのいくつかを、リストアップした。

感染症との闘い

◎細菌が体内に侵入する――この侵入者を抗原と言う。
◎大食細胞とよばれる防衛細胞が侵入した細菌を「食べる」が、細菌の表面のたんぱく質の一部は体内に残される。
◎大食細胞が、残ったたんぱく質を「マーカー」として、リンパ系組織（たとえば扁桃腺や脾臓など）に運ぶと、Tリンパ球細胞がこれを読み取り、「異物」であることを認識する。
◎すると、敵に対する防衛反応が必要であると認識し、警戒態勢となる。T細胞が増殖し、以下のあらゆる形態に変化する。

1 記憶細胞：過去の感染症または現在の侵入者の特徴を記憶。相手を認識し攻撃する。

2 ナチュラルキラー細胞：侵入する細菌を直接攻撃する。

3 抑制細胞：防衛反応が収拾がつかなくならないように抑制、沈静化する。

4 ヘルパー細胞（Bリンパ球）：（扁桃腺や脾臓などの）リンパ組織を刺激して、いわゆる免疫グロブリン（Ig）を生成する抗原特異的リンパ球を生産させ、侵入した細菌から分泌される毒素を中和すると共に、攻撃に対する脆弱性を促進する。

◎このように体は、侵入者に対して特定の防衛機能を構築し、T細胞で侵入者を撃退、圧倒する。
◎感染症がおさまると、侵入者の記憶が体内に残されるため、再度侵入

しようとすると体が認識して、初めて感染症にかかった時に生じる発熱などの反応を伴わずに、効率よく対処することができる。

免疫機能の主役たち

体を防衛する主な免疫臓器は以下のとおり。

◎扁桃腺などのリンパ節
　　・リンパ球をつくり、蓄える。
　　・大食細胞が、外部から侵入したたんぱく質を「食べる」。
◎脾臓
　　・リンパ球をつくる。
　　・大食細胞が、侵入者と古い血液細胞の両方を食べる。
　　・将来に備えて赤血球を蓄える。
◎胸腺
　　・Tリンパ球をつくる。
　　・胸腺ホルモンをつくる。

免疫機能を果たす細胞は以下のとおり。

◎好中球：白血球細胞の総数の50〜75%を占める。侵入する細菌を攻撃して食べるほか、血流中の不要物を食べる。また細菌の抑制に役立つ化学物質も放出する。好中球は骨髄でつくられる。
◎リンパ球：白血球の約25〜40%を構成。Tリンパ球（胸腺でつくられる）とBリンパ球（骨髄でつくられる）の2種類がある。リンパ球の役割は好中球と非常に似ている。
◎好酸球：白血球の1〜4%を構成。骨髄でつくられ、炎症を抑制する役割を果たす。アレルギー症状が起きると数が増えることがある。
◎好塩基球：白血球の1%に過ぎない。アレルギー反応や炎症反応の原

因となるヒスタミンを放出する(他の物質と一緒に)。
◎単球：白血球に含まれるその他の細胞が単球である(3～6%)。骨髄でつくられる。大食細胞の初期の姿である。
◎形質細胞：リンパ組織(脾臓、扁桃腺など)や、抗体をつくるB細胞(☞前述を参照)によってつくられる。
◎大食細胞：単球から形成される。細胞残屑や異物を「食べる」。通常は侵入者に対する免疫反応を助けている。
◎肥満細胞：好塩基球からつくられ、特徴も非常に似ている。ただし血流だけでなく全身に存在する。アレルギー反応や炎症反応の原因となるヒスタミンを放出する。

これらの細胞が、免疫防御システムの主役である。本章で後述するように、これらはさまざまな理由で弱まることがある。

「弱った」免疫システムに乗じて微生物が侵入すると、いわゆる「日和見」感染が起こる。たいていの場合、免疫機能が栄養、毒素、感情、感染のストレスに一度に対処しなければならない事態に直面して、一部圧倒されたことが原因である。

細菌が侵入した時に、T4リンパ球、Bリンパ球、その他防衛機構の最前線にある機能が、不足していることがある。さらに、肝臓、腎臓、消化管、および肺の酵素が欠乏した結果、あるいはホルモンバランスの不均衡や機能不全によって、その他の体の防衛機能も低下していることもある。

しかし、このような状況の多くは、本章や次章で述べるように、あらゆる治療を利用して救済し、状況を逆転できる。

どんな治療でも、免疫の支援(再び良い状態で機能できるよう支援する)と、種類にかかわらず感染症を撃退する直接的な方法の両方を含む、2重の攻撃が考えられる。後者の場合、治療は文字どおり、免疫システムの役割を代行することになる。

後者はもちろん、抗生物質が果たそうとしている役割である。抗生物質が最善の選択肢であることもあるが、より安全な代替策が利用可能で、抗生物質が必ずしも必要でないと判断できる場合に備えて、どのような代替措置が

あるかを知っておくことが肝要である。

体の防衛能力を弱める要因

はじめに、研究により免疫システムを弱める作用が明らかになった物質を確認しておこう[4]。

- ◎**糖分**：90gの蜂蜜、果糖（または果汁）、標準的なスクロースを摂取すると、白血球の活動が1〜5時間、最大50％低下する。
- ◎**アルコール**：酩酊するほどのアルコールを摂取すると、白血球の活動が低下するほか、好中球の活動も鈍化する。また、アルコール摂取はビタミンとミネラルの欠乏を招く。特に葉酸、チアミン、ビタミンB6、ビタミンA、ビタミンC、亜鉛、マグネシウム、カリウムにその傾向が強い。また、アルコールをごく少量でも摂取すると、ナチュラルキラー細胞を含むTおよびBリンパ球の数が減少する（たとえ1日にグラス1.5杯のワイン相当のアルコールでも、感染症に感染する確率が高まる）。

  グラス1杯のワイン、ビール、あるいは1ショットのウィスキーに含まれるアルコールは、白血球による抗体の生産を24時間にわたって半減させる。またアルコールは、いわゆるフリーラジカルによる酸化作用も引き起こす。この重要な現象については、本章の後半で説明する[5]。
- ◎**アレルギー反応**：体が食物か物質にアレルギー反応を起こしている時、免疫機能による細菌の監視や抗菌活動が手薄になる。またアレルギー反応によって有毒な残屑が増え、免疫機能がさらにダメージを受けることがある。
- ◎**毒素**：農薬に曝露した後と同様に、重金属（鉛、水銀、カドミウムなど）や石油化学製品、オゾン、二酸化硫黄、有機溶剤、シリコンインプラントは、次の症状の原因となる。
    - ・抗体の形成の減少
    - ・細菌を殺傷する白血球の活動の効果の低下
    - ・防衛作用がある粘膜へのダメージ（それによって感染症発症の可能

性が高まる)。このような悪影響の一部は、直接、毒性(中毒)の結果、あるいは酸化の過程で発生する。これについては本章の後半で簡単に説明する。

・ナチュラルキラー細胞の活動の低下
・TおよびBリンパ球の生産や活動の低下
・胸腺の損傷

◎**医薬品**(特にコルチゾンなどのステロイド剤):アスピリンなど、一般的に使用されている薬剤の多くは、抗体の生産を減少し、免疫機能を抑圧する。ステロイド剤(コルチゾン、ヒドロコルチゾン、プレドニゾンなど)は、数多くの一般的な病気(たとえば関節炎など)の治療で広く用いられている。ステロイド剤は非常に早く作用する薬剤で、症状の著しい改善をもたらす。それと引き換えに、どんなステロイド剤でも免疫を低下させる効果があり、TおよびBリンパ球細胞の数は急速に減少し、細胞性免疫が低下し、格段に感染症にかかりやすくなるほか、体にその他の悪影響を与える。

◎**煙草**:煙草は、免疫機能を低下させることが知られている。免疫機能を保護あるいは改善したい場合は、本人はもちろん周囲の喫煙者も完全に禁煙すべきである。煙草1本から出る煙とタールは、白血球の活動を24時間にわたって著しく低下させる。煙草の煙には、酸化作用を引き起こす莫大な量のフリーラジカルが含まれている。

◎**興奮剤**:アンフェタミン、コカイン、そしてLSDをはじめとするあらゆる種類の幻覚剤は、すべて免疫機能を低下させる。この中でもコカインがもっとも中毒性が高く、使用すると非常に不安定な精神状態になり、酒、オピオイド、マリファナなどの他のドラッグの使用につながることが多い。その結果、深刻な免疫力低下が起こることがある[6]。

◎**抗生物質**:過剰に使用すると、免疫力が全体的に低下するため、腸の酵母菌が異常増殖する可能性や、(第8章で論じるように)微生物の耐性を増大させる機会が増え、抑制がますます難しくなる。

◎**腸のカンジダ(酵母)感染**:酵母菌が腸の各部分に生息している時に、(おそらく抗生物質によって)良性の細菌が弱ると、酵母菌が生成する

毒素が免疫機能を抑圧してしまう。
- ◎**予防注射**：予防注射を打つと、体の防衛機能がこの攻撃に対処しようと動き出す。その結果、防衛活動全体が数週間低下する。
- ◎**精神的ストレス**：精神的なストレスがあると、免疫機能のすべての面が低下する。特に扁桃腺が影響を受け、Tリンパ球の生産と活動が低下してしまう。精神、神経システム、免疫システムの関連性を検証する精神神経免疫学は、精神的ストレスが免疫機能を最大60％も低下させることを証明している。したがって、ストレスの抑制あるいは排除は、健康を維持するためにもっとも重要な鍵のひとつといえる。
- ◎**ホルモンバランスの不均衡**（更年期障害など）：更年期障害が始まりホルモンの分泌に大きな変化が起こるのに体が適応している間、免疫機能が低下する。
- ◎**過剰な運動**：過剰な運動は、修復機能への負荷を増大させるため、免疫活動が全体的に低下する。
- ◎**休息不足**：休息が不十分だと、ナチュラルキラー細胞の活動が減少する。
- ◎**栄養障害**（特に主なビタミンB群、ビタミンA、C、E、セレンや亜鉛などのミネラル）：栄養障害（社会のあらゆる階層に広く存在する）は、免疫機能のあらゆる面を低下させる。
- ◎**重傷**：重度の外傷を負うと、炎症と修復活動が起きるため、他の免疫防衛能力が低下する。
- ◎**慢性感染症**：頻繁に感染症を発症したり、その症状が長引いたりすると、免疫機能が圧倒されてしまう。
- ◎**肥満**：極度に太ると、抗原の生成や白血球の活動が減少する。

免疫機能低下の兆候を見のがさない

次の症状は、注意すべき一般的な兆候である。

◎**極度の疲労感**：生活における活動量に直接関係なく疲労を感じる場合、免疫システムの機能が低下している可能性がある。

◎**頻繁に感染症を発症する**：風邪、咽頭痛、鼻の病気などの感染症。周囲の人がひいた風邪が、必ずうつるタイプではないか？

◎**感染症や炎症が長引く**：ウィルス(ヘルペスなど)、イーストコネクション(カンジダ症／口腔カンジダ症、水虫、爪真菌症など)、寄生虫の活動、その他どれに該当するか。軽微だが治りそうもない感染症にかかっていないか。

◎**切り傷やすり傷が治りにくい**：ケガをして数週間たっても治らない。

◎**悪性の疾患の既往歴**：ガンになる傾向が強い家系か(あるいは本人にガンの既往歴があるか)？

◎**慢性アレルギー**：食物、化学物質あるいは花粉など、常に何かに反応していないか？　または「常に」少し鼻水が出ていないか(アレルギー性鼻炎)？

もし、免疫システムが低下したら

◎身体の防衛システムや修復システムのコンディションに、気をつける。
◎免疫機能を低下させる上記の要因を検討し、そのうちのいくつが（該当する場合）自分にあてはまるかを考える。
◎あてはまるものがあった場合、何らかの対処をする。本章と第6章および9章のアドバイスを読んでほしい。身体の生来の防衛機能を高めることほど、健康維持において重要なことはない。

防衛機能を高める方法

幸いにも防衛機能を高める方法は、以下をはじめとして幅広く存在するので参考にしていただきたい[7]。

◎栄養療法：免疫機能の修復のためにあらゆる努力をするなかで、おそらく最も重要で無比の方法である（☞第6章参照）。解毒、不足する栄養分の補給、体の防衛と修復のメカニズムへの負荷を増大させてしまう酸化プロセスの抑制強化（☞以下参照）などが含まれる。
◎良性の細菌「プロバイオティクス」を利用し、免疫機能が低下して常に腸の機能が弱っている人を助ける。
◎免疫システムにさらなるストレスを与えかねない薬剤の代替物として、安全で毒性のない漢方薬を利用する（☞第9章参照）。
◎水治療法による温熱療法（水治療法を使って体の中心の体温をあげる）。これが有効な救援策なら、興味を持つ人も多いだろう（☞第6章参照）。
◎ライフスタイルの改善（運動、禁煙など）と、断食（ファスティング）などの解毒法（☞本章で後述）はすべて、免疫機能の改善に有効な戦略である。
◎ディープ・リラクゼーション法やビジュアリゼーション法（☞本章参照）など、精神面に重点をおいたアプローチは、良好な免疫機能の働きを

もたらすとともに、弱体化した免疫機能を助ける。
◎症候の抑制や、内的なエネルギーパターンのバランスを回復するために鍼治療を行う(☞第6章参照)。

体内の「酸化」を防ごう

　白血球は、侵入した微生物と戦っている際に、微量の過酸化水素を分泌する。過酸化水素は毛髪の脱色で使用する物質と同じものである。非常に毒性が高く、細菌にダメージを与えるだけでなく、殺傷してしまうことも多い。

　しかし、ヒトの体の細胞そのものはこの物質からダメージを受けない。通常は、血流や組織にあるビタミンA、E、Cとセレニンや亜鉛などのミネラルを含む抗酸化物質が、毒性をすぐに「消去」するからだ。

　ケガをして炎症が起きると、組織に蓄えられていた銅や鉄などの金属が放出される。それらは、さまざまな「フリーラジカル」、つまり結合相手のないアーム（腕）を持つ分子を生成する。フリーラジカルは、治癒努力の一環としての炎症の過程で使用される。

　この2つの例から、体が、フリーラジカルの酸化作用を利用する方法を会得していることが分かる。酸化作用は、日常生活でも目にすることができる。より分かりやすくするために、以下の実験を行ってみるとよいだろう。

◎リンゴかジャガイモを半分に切る。一方の切り口にレモン汁をかけ、もう一方はそのままにする。
◎数分間で何が起こるかを観察する。レモン汁をかけた方は白いままだが、かけなかった方は茶色に変色を始める。
◎変色は空気中の酸素の仕業で、リンゴあるいはジャガイモの表面に、フリーラジカル分子（詳細は後述する）をとじこめて茶色に変色させている。この実験により抗酸化物質であるビタミンC（レモン汁に含まれる）が、いかにそのプロセスを打ち消すかも確認できる。

　「酸化」は、ゴムが傷む、金属が錆付く、肌が老化してシワができる、油が酸敗するなどの現象と同じプロセスである。

　髪を過酸化水素（H_2O_2）で脱色する時も同じプロセスを経るが、H_2O_2は非常に酸化作用が強い物質であるため、反応のスピードが早い。

フリーラジカルとは何か

　フリーラジカルは、けっして脱獄したテロリストのような恐ろしい存在ではない。過酸化水素（H_2O_2）を例に考えてみよう。

◎水素原子（H）は、結合するためのアーム（腕）を1本持っている。
◎酸素原子（O）は、結合するためのアーム（腕）を2本持っている。
◎水素原子2つ（H_2）と酸素原子1つ（O）が結合すると、つまり酸素原子のあいているアームに水素原子が1つずつ結合すると、水（H_2O）が生成する。酸素原子のすべてのアームが水素原子に結合して安定した状態を「分子」という。分子の状態で、空いているアームは無い。
◎水素原子2つ（H_2）と酸素原子2つ（O_2）が結合すると、2本のアームが空いたまま過酸化水素（H_2O_2）が生成する。H_2O_2分子が多大なダメージを与える原因は、この空いたアームにある。漂白剤（H_2O_2）が、髪などの正常な組織の細胞をつかみ、色や質感を変化させるのも、同じ理由である。
◎体内の各細胞内の脂肪が、（過剰な重金属毒性、農薬、煙草の煙などから放出された）フリーラジカルの攻撃を受けたときに、深刻な組織破壊を起こす理由も同じである。このような現象は、食物から得られる一般的な抗酸化物質が欠乏すると、発生の可能性が大幅に高まってしまう。

　したがって、フリーラジカル（体内の汚染、毒性、高脂肪など）の大量発生と、抗酸化物質（ビタミンA、C、E、セレニン、亜鉛、アミノ酸など）の著しい不足が重なると、体の防衛と修復のメカニズムに膨大な負荷を与えるダメージが発生することになる。

体内が"錆付く"原因

◎ケガ（外傷）
◎火傷
◎極度の寒さ
◎過剰な運動
◎細胞の血液不足（虚血）
◎炎症
◎感染症
◎放射線曝露

　上記に加えて、抗酸化物質が不足すると体のダメージが長引くことがある。したがって、炎症が通常より長引いた場合、あるいは損傷した組織がなかなか治らなかった場合、フリーラジカルによる酸化作用がその原因の一端を担っている可能性がある。
　以下の症状や病気は、フリーラジカルの作用が関連している（必ずしも直接的な原因ではないが、症状や病気を助長しているのは確かである）。

◎関節炎
◎動脈硬化
◎ガン
◎心筋梗塞などの心疾患
◎白内障
◎肝硬変
◎パーキンソン氏病やアルツハイマー病などの、脳や神経系統の変成疾患
◎気腫
◎炎症性腸疾患
◎腎毒症などの腎臓疾患

◎卒中
◎ウィルス性疾患、その他多数

フリーラジカルにどう対処すればよいか

本章の残りの部分と次章で、免疫機能の強化法や解毒法をあげる。その多くは、フリーラジカルが活動する傾向を大幅に減らし、免疫機能への負荷を減少させるものだ。

● **アドバイスの目的**

以下に記載する手法の中には、直接的に免疫全体を強化する効果を持つものもあれば、感染症の抑制に効果をより発揮するものや、両方の効果を持つものがある。自分に適した、あるいは興味のある手法の注意事項を読み、推量ではなく情報に基づく判断を下して欲しい。

ライフスタイル（運動と生活習慣）と免疫機能

「ライフスタイル」つまり日常生活における行動・思考・感情はすべて、健康に影響を及ぼす。したがって、免疫システムを強化する主な自助努力のひとつは、個人のライフスタイルを改善することにある。

健康に良いライフスタイルに変えると、まちがいなく免疫力向上効果が得られる。たとえば、禁煙または過剰なアルコール摂取や薬剤の使用を減らすと、免疫システムを強化できる。

免疫システムの機能が低下している人には、栄養状態の改善や食事の内容を補うことが非常に役立つことが分かっている[8]（☞詳細については後述参照）。

また、消極的な心の状態を積極的に変えていくことも、免疫向上効果がある。これは免疫システムと精神状態が直接関係しているからで、精神神経免

疫学とよばれる研究によって証明されている（☞以下参照）。

　精神のあらゆる面も、行動・思考・感情などを総括するライフスタイルに含まれる。いずれも、免疫システムや健康状態全般に、良くも悪くも影響があるとされている[9]。

　ライフスタイルの各要素は、感染症が育つ土壌でもある。感染症がいかに進行し、体調を悪くするかは、感染症がおかれる環境によって大きく左右する。また毒素による体の汚染度、栄養が欠乏しているかどうか、そして免疫システムに影響を与える広範囲に渡る精神的・感情的要因も関連する[10]。

　この「土壌」つまり、あらゆる感染症が活動する身体と精神の複合体は、当然ながら、以前かかった病気の治療法、使用した薬剤や外科的処置、そして完治しないままになっている健康障害の残屑にも、著しく影響を受けることになる[11]。

　ハンス・セリエというカナダの有名な研究者は、防衛システムが完全な状態にある場合、単一のストレス要因なら容易に処理できることを明らかにした。しかし、ストレス要因が2、3〜10あるいはそれ以上になると、累積した影響が健康維持能力あるいは再生能力を超えてしまう。

　したがって、このようなストレス要因に対処する必要がある。何らかの改善ができれば——例えば十分な睡眠と休息、リラックス法とストレス対策法の習得、食事の改善と解毒作用の推進など、従来型あるいは代替的な治療法の中でも最善な方法により、できるかぎりの努力をして、感染症その他の健康障害に対処すれば——健康維持能力を高めることができるだろう[12]。

精神神経免疫学

　ガン研究の分野における経験から、精神状態がいかに病からの回復に重要な役割を果たすかが明らかになっている[13]。

　精神神経免疫学（psychoneuroimmunology：PNI）は、現在までの研究の結果、3つの基本的結論に至っている[14]。

1 精神と身体は密接に関係しており、精神と免疫システムの直接的な関連性もそこに含まれる(神経システムとホルモンシステムが、関連性をつかさどるメカニズムとして機能している)。

2 身体の防衛能力(免疫システム)は、個人の思考や感情に直接関連している。

3 身体の防衛能力(免疫機能を含む)に対するホルモンと神経システムの影響力は、非常に大きい。

精神状態が免疫力を左右する

シアトルにあるバスタイア大学では、1年に渡る研究の中で、深刻な免疫不全患者に、栄養補助、ハーブ療法、ホメオパシー、水治療法、精神カウンセリングなどを組み合わせた治療法を実施した。また、この総合的な治療法の一環として、精神面の支援に重点をおいた。

患者は、まだ始めていなければ、何らかの個人あるいはグループの精神治療を始めるよう求められた。毎週、支援グループが集まり、感情的、身体的、精神的問題の公開討論を中心に行うほか、瞑想や肯定的な自己暗示法を行った[15]。

シアトルのハーブ・ジョイナーベイ博士は、「精神的、心理的取り組みがなければ、自分で回復することに自信を持つことは難しいだろう」と述べている[16]。

ロバート・キャスカート医学博士(ビタミンCを使って免疫不全の治療法を開発した。☞第6章参照)は、「世界中のすべてのビタミンCを使っても、悲観的な治療姿勢を補うことはできない」と端的に述べている。

このような考え方は、非常に具体的で科学的に計測可能な影響によって説明できる。たとえば、ある研究では、試験が原因で学生にストレスが生じると、免疫システムの防衛能力が明らかに低下し(ナチュラルキラー細胞の活動の低下など)、感染症に対する抵抗力が低下することが分かっている[17]。

これは、精神と免疫システムに関連性があることを示す、重要な情報である。しかし、さらに重要なことは、この医学的研究が、すべての学生が免疫機能の低下を起こすわけではないという事実に基づいて、「免疫システムの負の変化

（細胞分裂促進物質とナチュラルキラー細胞の活動の低下）は、ストレスそのものではなく、ストレスに対する本人の反応が、免疫への影響を決定することを示している」という結論に至ったことだ。

つまり、自分の身に起こっていることに対して何を考えるかが、出来事そのものよりも、はるかに重要なのである。

したがって、感情や心構えが免疫システムにマイナスの影響を与えているのであれば、精神状態に基づく影響がプラスの方向、つまり免疫機能の回復にも役立つ可能性がある、という重要な結論に至る。

免疫力を高める方法あれこれ

リラクゼーション、瞑想、ビジュアリゼーション（イメージ誘導）、ボディワーク（マッサージ）、鍼治療、または、何らかの精神治療カウンセリングや治療、グループワークなどは、精神的な「苦痛のない」状態を導く。これら神経システムへのマイナス影響を減少させるものはすべて、免疫機能を助ける。

セルフヘルプの選択肢は、まるでメニューやカタログから選ぶように選り取り見取りなので、自分に合う方法が必ず見つかるはずだ。カウンセリング、ストレス対策、ディープ・リラクゼーション法、瞑想、ビジュアリゼーション、その他の方法のうち、どれを利用するかは問題ではない。本人が「自分に合ったことをしていると感じ」、根本的なストレスの原因を解決している間に、他の問題が生じなければよいのだ[18]。

重要なことは、栄養の補給や薬物投与その他のより実際的な治療行為を行っている際に、精神と感情を無視してはならないということだ。

英国のブリストル癌支援センター（Bristol Cancer Help Center）のような施設では、回復プログラムの一環としてディープ・リラクゼーション法、瞑想、イメージ誘導、ビジュアリゼーションなど、あらゆるセルフヘルプの方法を教えている。また、このような方法は実質的な延命効果が非常に高いため、現在は主なガン診療所や病院の多くでも導入されている。

ストレスが体の防衛機構にマイナス影響を生み出すように、リラクゼーションやその他のストレス対策は免疫力を向上させる。本書では実際の手法を

解説しないが、免疫システムの改善に最善を尽くしたいと考えるのであれば、日常的に実践できる方法を指導してくれる組織や指導者を探すべきだろう。

断食は免疫力を高める

健康のための断食

　食事を24時間から48時間とらないでいると（ただし水分摂取は続ける）、以下のような免疫機能の劇的な改善をはじめとする、驚くべき変化が体内で発生する。

- ◎大食細胞の活動が活発となり、防衛能力が向上する。
- ◎細胞を媒介とする免疫力（Tリンパ球の活動など）が改善する。
- ◎以前の免疫活動の残骸である、抗原抗体複合体という有害な物質のレベルが減少する（解毒作用）。
- ◎免疫グロブリン（侵入した細菌が分泌する毒素を中和するほか、細菌の攻撃に対する脆弱性を高める）のレベルの増加が認められる。
- ◎好中球の抗菌活動が増加する。
- ◎単球の細菌殺傷能力が改善する。
- ◎ナチュラルキラー細胞の活動が大幅に向上する。
- ◎白血球の解毒作用が増大する。
- ◎抗酸化物質の損傷が減少し、フリーラジカルのレベルが低下する。
- ◎その他、粘膜の状態の改善や、感染症発症の可能性の低下などの良い効果が得られる。

　断食は、もっとも古い治療法のひとつである。動物も病気になると本能的に断食を行うが、おそらく原始人も実践していたことだろう。
　断食は、良識を持って行えば、病気の治療と防止の両方に効果をあげることができる。

断食はしばしば飢餓療法と混同されるが、厳密に言って、断食では一定時間、固形の食物を控えるが、水分は摂取するところが異なる。

　ある専門家は、断食中に摂取できる水分を、水に限定しないと効果がないと言っているが、別の専門家は、野菜ジュースの利用を提唱している。また、断食の実施期間についても意見が分かれている。この問題は、断食を健康不良の治療に利用するのか、健康状態の改善と免疫機能の向上をはかる予防医学の手法として利用するのかで、大きく異なる。

　なお断食は、経験豊かな指導者の監督の下で行わないかぎり、長期間（3日以上）行うべきではない。

　また断食は、身体的な病気の大半に有効だが、資格のある監督者がいなければ行うべきではない特殊な状況もある。以下にあてはまる人は、断食による自己治療に挑戦する前に、専門家の助言を求めるべきである。

　　◎潰瘍がある人
　　◎痛風の既往歴がある人
　　◎妊娠している人
　　◎糖尿病を患っている人
　　◎継続的な薬物投与が必要な心疾患を患っている人
　　◎定期的にステロイド剤（コルチゾンなど）を投与している人
　　◎腎臓疾患を患っている人
　　◎ガンを患っている人
　　◎何らかの摂食障害がある人
　　◎断食という考えそのものに不安がある人

　上記の状況にあっても、たいていは断食の効果が得られる可能性があるが、不測の反応に備えて監視と監督が必要である。特に定期的に薬物投与を行っている場合は注意が必要である。

　この警告は、上記にあてはまる人に断食が適さないという意味ではない。どの種類の断食を、どれくらいの期間継続すべきかを判断するにあたって、専門家の助言を求める必要があるということである。

断食で毒性がある残屑が排出される間、いくつかの奇妙な現象が起こる。断食を始める前に何が起こるのかを知っておけば、実際に起こった時に必要以上に不安にならずにすむだろう。なお、「断食によって起きる症状」は、深刻なものではなく、解毒作用が起こっている証にすぎないことが多い。
　予想される解毒作用を示す症状は以下のとおり。

　　◎舌苔（ぜったい）
　　◎口臭
　　◎寒気
　　◎インフルエンザ様症状
　　◎頭痛と吐き気
　　◎暗色尿と排尿時の不快感（よく起こる）
　　◎驚くほど多い宿便の排泄（時々起こる）

　これらの症状は身体が堆積した毒素を自浄する際に起きるため、症状の程度や強さは本来の健康状態や生命力、さらには断食の種類によって個人差が大きい。
　また、驚くことに、たいていの場合は初日以降に空腹感を感じない。
　断食は、体の自然な自己回復作用の準備と考えられる。特に治療効果があるわけではないが、体の正常な機能や自己回復を妨げる毒素の排除を助けると同時に、免疫システムの防衛活動の効果を上げる。
　そのため、断食の最初に現れる頭痛などを「病気」と捉えて、それを抑える薬を服用しないことが重要である。症状を抑えてしまうと、断食の効果を低下させてしまうからだ。

断食が終わると、頭痛がおさまり、舌がピンク色になり、健康な状態に戻る。その他、断食によって起こった症状は、すべておさまるはずだ。
　短期間で断食を行う場合、上記の症状が全部現れることはない。また断食を繰り返すうちに、症状が弱まり、やがて取り立てて症状が出ることもなく断食を楽しめるようになる。そのころには健康は著しく改善して、エネルギーがあふれ、頭はすっきりしているだろう。

● 腸の洗浄は必要？
　断食で問題になるのは、浣腸、腸内洗浄、下剤の利用である。
　断食で、これらのうちのひとつを行うよう求められることは多い。便秘の経験がなく、全般的な健康状態が良好であれば、断食の実施中あるいは実施後に腸内洗浄が必要な場合はほとんどない。
　慢性病、特に腸の慢性病を患っている場合、あるいは慢性的なアレルギーやカタル性の疾患を患っている場合、断食の前後に定期的に浣腸を行ったり、ハーブの下剤を服用すると、良い効果をもたらすこともある。
　これに関して厳密なルールは無いが、腸の健康状態が全身の健康状態を大きく左右することを念頭におくことが重要だ。
　健康は消化器官の健康なくして実現不可能である。断食は消化器官の健康状態を改善する、最良の方法のひとつといえる。

● 断食中にサプリメントは必要？
　「良性」の細菌（アシドフィルスやビフィダスなどの乳酸菌。☞第9章参照）のサプリメントは、明らかに良好な消化や体内の解毒作用を助ける。特に断食など、強力な解毒作用が行われている間は有効である。
　そのため断食中に、上記の培養菌を補給することを勧める。ただし、断食は「生理学上の休息」であるため、その他のサプリメントを摂ってはならない。

●断食中とその後

　正しく断食を終わることも大切である。固形食を一定期間やめた後は、ゆっくりと完全食に戻らなくてはならない（☞123ページの注意事項参照）。

　また、断食中に運動を行うことも重要である。ベッドに横になっている必要がある場合はまれだが、休息とリラクゼーションをたっぷりとることは有効である。したがって断食中に、ふだんの仕事を続けることは賢明ではない。

　また断食中の運転も、めまいが起こることがあるため賢明ではなく、禁忌とされている。

　ストレスを回避することができる新鮮な空気と休息も重要である。そのため、解毒作用中に静かな環境とマッサージや水治療などの心地よいリラックスメニューを提供する、保養地や水治療施設の人気が高い。

●断食の頻度と実施期間は？

　最初は、週末を利用して3日間の断食からはじめるとよい。断食中の運動など、詳細については以下に掲載する。

　この場合、週末を断食にあてて、主な責任や義務をすべて忘れる必要がある。3日間の解毒作用を4〜6週間ごとに6〜12カ月間継続すると、たいていの人の健康状態は格段に改善される。

　あるいはその代わりに、週1日の断食を行ってもよい。

●方法

　◎土曜の正午に軽い食事をとり、その後は土曜の夜から日曜の夜まで、ジュースだけを飲む。
　◎日曜の夜か月曜の朝に断食を終了する。
　◎このような24〜36時間の断食を毎週、あるいは2週間ごとに行うと、健康状態は大幅に改善される。

いずれの場合も、断食の目的は、絶え間ない食物の消化吸収という身体の仕事を休ませることにある。

断食の原理を日常の食事に取り入れて、元気や活力を得ることもできる。たとえば、私たちは朝食までの一定の間、胃の中が空になると思っている。前日の最後の食事が午後6時で、翌日の朝食が7時か8時であれば、この考えは正しい。しかし、前日の9時以降に食事をしたのであれば、消化器官は次の食物が到着するころ、かろうじて前日の夕食を消化し終わったところである。このような食事のパターンは、人を無気力で不活発にさせる。

夜は早い時間に食事をとり、その後は間食を控えると、朝にはこれまでより活力を得ることができる。また消化器官も、翌日のための休息を取ることができる。

なお、禁忌にあてはまらなければ（☞上記リスト参照）、24〜72時間の断食は監督者がいなくても安全であるが、それ以上長い期間行う場合は、必ず栄養状態に重きをおく、有資格の医療従事者の助言に基づいて行うようにする。

●断食の準備

前日：オオバコの種子、亜麻仁で作ったスープ、ヒマシ油などのハーブの下剤を、昼食後に服用する。昼食は軽くする（ミックスサラダや野菜スープなど、野菜だけのメニューが望ましい）。

夜：桃、りんご、ぶどうなど果物の軽い食事をとる。果物のかわりに野菜スープでもよい。

●野菜スープのつくり方

- ◎可能であれば有機野菜を使用する。手に入らない場合は、野菜を使用する前によく洗うこと。
- ◎10カップのミネラルウォーターに、4カップ分の細かく切ったビートの根、にんじん、厚く切ったジャガイモの皮、パセリ、ズッキーニ、ビートの根の葉あるいはパースニップを入れる。
- ◎キャベツや玉ねぎなど、硫黄成分が多い野菜は、ガスが発生するので使用しない。

◎野菜の繊維がやわらかくなり、栄養分が水に溶け出すまで、弱火で5分コトコト煮る。
◎それを冷まして濾す。野菜のかすは取り除き、液体だけを使用する。
◎塩は加えない。スープには自然のミネラルが豊富に入っており、体内に素早く吸収されるので、消化管に負担を与えずに栄養を提供できる。
◎このスープはアルカリ性で、断食で発生する酸性を中和する。
◎断食中はこのスープを毎日少なくとも2+1/2カップ飲むこと。

　翌日の起床時：カモミールティーかペパーミントティー（砂糖は加えない）、野菜スープ1杯、ミネラルウォーター1カップ、ニンジンジュース1/2カップ、ビートの根のジュース、温かいあるいは冷たいリンゴジュースのいずれかを飲む。
　上記のうちのどれか、あるいはボトルに入ったミネラルウォーターを、日中は2～3時間ごとに飲む。野菜ジュースは少なくても1日2回は飲むこと（1日に2+1/2カップを下回ってはならない）。また全体の水分摂取量は1日10カップ以上、20カップ以下とする。
　新鮮な野菜ジュースが手に入らない場合は、たいていの健康食品店で売っている有機野菜のジュースを利用する。（乳酸以外の）保存料が添加されておらず、有機栽培の原料使用が保証されていれば断食での使用に適している。

◎ニンジンとビートの根のジュースは理想的なジュースである。
◎このパターンを2～3日間の断食中に続ける。

最終日の夜：以下のいずれかの「食事」をとって、断食を終了する。

◎火を通したリンゴか桃のピューレ
◎ニンジンのピューレと、ピューレ状にした野菜のスープを少量
◎乳酸菌入りのナチュラルヨーグルト

　断食を終了する時は、すべての食物をゆっくりよく噛んで食べること。
　翌朝はヨーグルトと焼きリンゴ、あるいは新鮮な桃を食べ、昼食にはサラダと焼いたジャガイモを食べる。その後は通常の食事に戻る。
　断食終了時の食事は、上記の食物に過敏かどうかで異なる。たとえば、乳製品に多少なりとも過敏症のおそれがある場合は、断食終了時にいっさい口にすべきでない。
　このような理由から、アレルギーのおそれがある人は、専門家の助言を得た上で、あるいは一定の監督の下で断食を終了する必要がある。
　必要な場合（慢性の便秘やアレルギーがある場合）は、ハーブの下剤あるいはヒマシ油を断食の最終日の夜に服用するか、温水を使った浣腸を行う場合がある。
　慢性病を患っている人が断食を行う場合、少量の温水を使った浣腸を断食中毎日行う。以下のうちのひとつあるいはすべてを断食中と、終了後の1週間程度実行すると、腸の衛生状態は大幅に改善される。

◎**毎日摂取する**：ラクトバチルス・アシドフィルスをティースプーン1/2杯、ビフィドバクテリア培養菌（良質の健康食品店は、フリーズドライにしたこれらの良性の培養菌を置いている）。このような高濃縮の製品は、腸内フローラ（細菌叢）の状態を向上させる。
◎**注意**：牛乳に過敏な人に適した食事パターンもある。

◎腸内毒素が(慢性の便秘などの)原因である場合:高品質のグリーン・クレイ・パウダー(必ずフランス産のものを使用する。多くの健康食品店で手に入る)ティースプーン1杯を、小さなグラス1杯のミネラルウォーターに入れてかき混ぜ、1時間ねかせる。上澄みだけを飲む。断食中と、終了1週間後に、少なくとも1日に1回はこれを飲む。クレイは解毒作用があり、腸を鎮める。

第6章
免疫の強化2

サプリメント、ハーブ
水治療法、鍼治療

　本章では、ハーブ薬、栄養剤、食事療法を使って免疫向上を推進する戦略について検証する。また、侵入する微生物を不活性化させるために、非常に高い温度の熱を与える方法（温熱療法）や、「頑健な身体」づくりや免疫効果の向上のために、冷水のシャワーや風呂を利用する水治療法に関する研究結果を検証していく。

　これらの方法は、以下のガイドラインに従って行えば、自宅でも安全に利用できる。

　また本章では、鍼治療による驚くべき免疫向上効果についても考える。ただし、この方法は必ず有資格の施術者の助けが必要である。

栄養療法で免疫力を高める

　免疫機能を向上させる栄養療法は、本質的には異なるが、共通する点もある、以下の3つのカテゴリーに分類することができる。

1. 健康維持を目的とする、良好な基本的栄養状態を獲得するための栄養療法
2. 免疫システムの機能向上を目的とする、栄養療法
3. 特定の症状の緩和を目的とする、特定の状況下で利用する栄養療法

万人共通の栄養療法はない

　私たちはそれぞれ違っており、だれにでも合う普遍的な食事療法は存在しないことは明らかだ。上記の3つのカテゴリーについても、各人のそれまでの健康状態や食事、生来持っている生化学的要求事項によって異なる方法ではじめることになる[1]。

- ◎これまでに(そして現在も)バランスのとれた食事をしている人もいれば、アンバランスな食事のために栄養不足に陥っている人もいる。
- ◎食物から効率よく栄養を吸収できる人もいれば、消化器官が弱いために食物の必須栄養素を簡単に吸収できない人もいる。
- ◎過去に摂取した薬、ジャンクフード、汚染物質への曝露などにより、毒性の残滓を蓄積してきた人もいれば、体にそのような負荷をかけていない人もいる。
- ◎いわゆる「生化学的個性」がある結果、ある人に必要な栄養が他の人とまったく違うことがある。これは遺伝的要素が原因で、本人にはコントロールできない。

　したがって免疫機能を改善する栄養療法には、一般的な栄養のガイドラインしか存在し得ない。本書で提示するアドバイスは、読者が厳密に従うことを期待する方法ではない。信頼性の高い栄養のガイドラインを得るためには、適切な資格と免許を持つ医療専門家による、各人各様の必要性を考慮した助言が必要である。

一般的な栄養療法のガイドライン

　免疫システムが弱体化している時、他に原因となる事態が生じているとしても、最大要因のひとつは栄養不良である。栄養状態は、免疫システムが弱体化した際に、健康状態がどれほど早く低下するかを判断する目安になる。また栄養状態は、一般的には病気に対して、特に感染症に対して、どれほど脆弱で抵抗力が無いかを判断する目安にもなる[2]。

　栄養状態が良好でないと、どんな治療努力を施しても成功する可能性は低い。

　つまり、免疫システムを支援したければ、バランスのとれた自然食品を使った食事(☞p.130参照)が不可欠であることははっきりしている。また、バランスの取れた良好な食事をしていても、さらに免疫効果を上げるためには、必要に応じて特定の栄養補助食品をとる必要がある場合がある。

　栄養状態が完全でない理由は、以下のことが考えられる。

◎食物の選択が下手である。
◎バランスがとれた食事をしていても、消化吸収がうまくできていない。
◎栄養の伝達と消費が阻害されているために、体内で実際に消化吸収された栄養がうまく利用されていない。

　食習慣においてだれもが実行すべき明確な「ルール」は、ごくわずかだが存在する。まただれにでも通用する具体的な「すべきでないこと」もいくつかある。

　知っておきたい免疫向上のための「ルール」は以下のとおり。

◎免疫機能が低下することが分かっている精製炭水化物(すべての砂糖、精白小麦粉製品など)は控えるべきである。食べるとしても、ごく少量を時々食べるようにする[3]。

◎飽和脂肪と高脂肪食は消化効率を下げる。体内のコレステロールや何らかの脂肪の比率が増えると、特定の免疫機能の効果が下がる直接の原因となる(たとえば、抗体の生成効率が下がったり、病原菌に対する反応が弱まったりする)[4]。このような理由から、総じて動物性脂肪(たとえば肉や乳製品)は、避けるか減らす必要がある。一方、魚やさまざまな植物から採取した油は、免疫機能を促進するのに役立つため、食事において重要な役割を果たすことがある[5]。

◎驚くことではないが、アルコールとカフェインは免疫効果に影響を与えることが分かっているため、すでに免疫不全の人は、食事から完全に除外すべきである。健全な免疫システムを維持したい人は、大幅に減らすべきだろう[6]。

◎消化器官が、野菜などの生の食物をうまく消化できない場合、軽く火を通したもの(蒸す、強火で炒める、スープやシチューに入れるなど)を食すと、うまく消化できない物でも分解しやすくなる。

◎エネルギー生産や修復の原料となるたんぱく質を、継続して豊富に摂る必要がある。無脂肪の乳酸菌入りヨーグルトや魚(特に冷水種)、放し飼いで育てられた鶏肉や赤身の肉(できれば野生の鳥獣。家畜よりも脂肪が少ない)は、いずれも消化しやすいたんぱく質を含んでいる。

◎その一方、菜食主義の食事を選ぶ場合は、完全なたんぱく質を得るために、豆と穀物あるいは木の実と種を組み合わせて毎日食べるべきである(ただしこれらの食物にアレルギーや過敏症がない場合に限る)。

◎たんぱく質形成の礎となる、遊離アミノ酸(粉末かカプセル)を毎日補給すると、実質的に前消化した良質のたんぱく質の原料を摂取することができる(☞以下に記載するサプリメントに関するアドバイス参照)。減量を目指す場合も非常に効果があるほか、弱体化した免疫システムを助ける効果もある。

◎摂取した炭水化物と脂肪の量を比較して、摂取すべきたんぱく質の量を考えることも重要である。この点は、あらゆる分野の医療専門家が強調している。これに関するアドバイスは、本章の後半で触れる[7]。

次のリストは、バスタイア大学エイズ治療研究プロジェクト(Bastyr College Healing AIDS Research Project, HARP)に参加した人のために作成された、「栄養のガイドライン10カ条」(ten-point nutritional guidelines)である。HARPは、深刻な免疫不全を抱える人の免疫機能の強化を目指している。私たちが自分自身の免疫システムを向上するにあたって、このガイドラインから学ぶことは非常に多い[8]。

● **免疫強化のためのガイドライン**

1 処理可能な程度に「濃厚」な(必須栄養素を含み、よく噛む必要がある)、自然食品を食べる。

2 手に入る場合は、有機栽培で育てられた新鮮な野菜、果物、たんぱく質(魚・肉)が最適である。

3 通常の砂糖を減らす、あるいは排除して、栄養価(亜鉛など)の高い複合糖質(野菜、全粒粉、豆類など)に代える。

4 多価不飽和脂肪酸、不飽和脂肪酸、油分を減らす。

5 代わりに単不飽和油(オリーブ油など)を使用する。特にオメガ3油(魚、アマニ油や月見草油などの特定の植物油など)を使用するようにする。

6 食物の栄養分の吸収力を改善するために、1日の食事の回数を増やし、食べる量を減らす。

7 摂取する食物のバランスを維持するために、65%を複合糖質(野菜、果物、豆、穀物)、15%をたんぱく質(魚、ヨーグルト、卵、肉)、20%を脂肪とする。

8 消化器官が「デリケート」な場合、口にする果物と野菜を念入りに洗い、寄生虫や細菌を取り除き、食べる前に軽く蒸すなどして消化しやすくする。

9 特定の食物グループを繰り返し頻繁に食べて「感作」するのを避けるため、幅広い種類の食物を食べる。

10 可能であれば、チョコレート、カフェイン、アルコールを控える[9]。

以下は免疫が低下した人や、免疫システムの働きを改善したい人のための、1日の食事例である。

- **朝食**：次のうちの2つか3つを選ぶ。
    1. ミックスシード（ひまわり、かぼちゃ、ゴマ、アマニ）と穀物（小麦、オート麦、きび、ライスフレーク、全粒粉のいずれか）。種はそのまま食べても挽いて食べてもよい。軽くオーブンで焼くか、少量の水に一晩つけて柔らかくしておき、そのまま食べるか果物の入った乳酸菌入りの低脂肪ヨーグルトと一緒に食べる。
    2. オート麦（あるいはきび）の粥に、生のアーモンドかくるみを入れる。
    3. 野菜か魚のスープ。できれば米か麺を入れる。
    4. 乳酸菌入りの低脂肪ヨーグルトかケフィア（発酵乳飲料）
    5. ライ麦のサワードー（パンの一種）、全粒粉パン、トーストのいずれかと（過敏症やアレルギーの有無に合わせて選択する）、オリーブオイルかカッテージチーズ（低脂肪）あるいは卵（☞下記8参照）
    6. パパイヤなど酵素が豊富な果物
    7. 豆腐と野菜を強火で炒めたもの
    8. 1週間に2～3個の卵（ゆで卵、ポーチドエッグ、スクランブルエッグ）
    9. 飲み物はハーブティーかミネラルウォーターにする。

- **午前中と午後の間食**：
    1. ライスケーキか「朝食」のリストに掲載されたメニューのひとつ。

- **昼食と夕食**：
    1. ベジタリアンでなければ、少なくとも昼食か夕食のいずれかで、魚、放し飼いで育てられた鶏肉（皮は除く）、野生の鳥獣（大半の家畜に与えられている抗生物質やステロイド剤を避けるため）などの動物性たんぱく質を摂ること。魚を選ぶ場合は、ニシン、サケ、イワシ、コダラ、ヒラメ、タラは、有用な油分が含まれているため望ましい。料理法は、ゆでる、蒸す、あぶる、焼く、強火で炒める、煮る（食物

の脂肪分を変化させるため、揚げたりローストしたりするのは避ける）などの方法を用いるか、魚、鶏肉、あるいは肉をスープに入れて食べる。消化効率を最大にするためには、たんぱく質を青野菜か海藻と一緒に、上記の料理法で軽く火を通して食べること。調味料は、なるべく塩分を減らすために、ハーブ（ニンニク）や香辛料を使用する（味噌などを調味料として使用してもよい）。料理に使用する油はバージンオリーブオイル（またはヒマワリ油）とする。これはドレッシングとしても使用できる。

2 他方の食事は、上記と同様にするか、基本的に豆（ヒヨコ豆、緑豆、レンズ豆、サンド豆、その他の豆）と、穀物（キビ、玄米、キノア、アマランス、ソバなど。そのままか、パスタなどの麺類になったものを食す）を組み合わせた食事にする。これらの材料（豆と穀物）を組み合わせてつくったスープ、シチュー、ロースト、その他のメニューは、体にとって最上級のたんぱく源を提供してくれる。低脂肪のチーズ（カッテージチーズなど）あるいは豆腐も、良質のたんぱく源として食べることができる。ニンジン、ビーツ、かぼちゃ、ジャガイモなど、さまざまなでんぷん質の野菜（軽く火を通す）や、青野菜も非常に好ましい。またアブラナ属の野菜（キャベツ、ケール、ブロッコリ）は、健康を向上させる効果があることは、十分に証明されている。消化器官が好調であれば、生の野菜サラダも良い。

3 デザートは低脂肪のヨーグルト（乳酸菌入り）か、酵素が豊富な果物（パパイヤ、りんご、桃）とする。

・**注意**：

　上記の簡単なメニューは、そのまま実行するためのものではなく、1日に4〜5回の軽い食事で基本的な栄養素を十分に摂取するための、基本的な考え方を示すものである。

弱体化した免疫システムに対する栄養分の補給（サプリメント）によるサポートは、ほぼすべてのケースで効果的であり、望ましい。ただし、経済的に実行可能であることが条件となる。

免疫機能回復のための栄養補給

・注意：
　ここに引用する情報は、免疫不全が明らかなエイズ患者の研究に基づいている。私たちが同研究から免疫機能について学ぶことは多い。軽い免疫不全を患っているだけだとしても（たとえば、頻繁に風邪やインフルエンザにかかるなど）、この知識は役立つだろう。免疫システムが弱っている人が、栄養不良を起こしていることは珍しくない[10]。

　　◎サプリメントを飲む、あるいは栄養注射（症状が重篤で適切と判断される場合は、筋肉注射か静脈注射を行う）を打つのは、適切な栄養分を確実に体内に供給する唯一の方法である。ただし消化システムが弱っていると、サプリメントを経口投与しても、必要な部位に到着するとは限らない。
　　◎多数のハーブ薬が、消化、吸収、あらゆる免疫機能に非常に高い効果があることが分かっている。詳しい内容は下記に概説する。
　　◎免疫機能を栄養面から改善する場合、サプリメントとハーブ薬は通常、安全に組み合わせることができる（第5章で論じたように、精神の免疫調整力を活性化させる方法も組み合わせることができる）。

●**免疫機能が低下した人に不足している栄養分**
　免疫機能が低下した人の大半は、以下をはじめとする栄養分が不足していることが分かっている[11]。

ビタミンB6[12]
葉酸[13]
ビタミンB12[14]
セレニウム[15]
亜鉛[16]

複数の調査研究により、免疫不全ですでに深刻な病気を患っている人にも、栄養補給は大きな効果があることが明らかになっている。また、多くの人が栄養補給を免疫システムの機能改善の基盤とみなしている[17]。

ある調査では、ビタミン、ミネラル、アミノ酸、必須脂肪酸のすべてを6カ月に渡って補ったところ、特に注目すべき効果として、健康状態全般が改善し、免疫機能の重要な役割がめざましく改善したことが確かめられた。

後出のリストに掲載した用量の範囲は、一般的に重篤な免疫不全を患う人に処方するものである。つまり、自己治療のための処方ではない。栄養補助剤を多量に服用する際は、適切な資格を有する医療専門家から助言を得ることが望ましい。たとえばベータカロチン（多量に服用すると体内がビタミンAに偏る）、ビタミンC、亜鉛などの栄養補助剤を多量に服用すると、不足しがちな栄養分を補うだけでなく、細菌、ウィルス、真菌を抑制または死滅させる、「薬理学」的な作用が起きる場合もある。

過剰に服用すると毒性を持つ栄養素もあるため（水や酸素を含めて、どんな物質にもその傾向がある）、推奨量を超えないことが重要である。特にビタミンAやE、セレニアムや亜鉛などのミネラル、ビタミンBピリドキシン（B6）などの脂溶性の栄養素は注意する必要がある。安全性を守るためには、ガイドラインの推奨量を守り、可能な限り各人の独自の必要性に合った信頼性の高い助言を得るべきである。

●**マルチビタミン／ミネラルのサプリメント**

　栄養不良に「備えて」、また以下にあげる多数の栄養を摂取する代わりに、バランス良く構成されたマルチビタミン／ミネラルのサプリメントを服用して、基本的な栄養源とすることを勧める。しかし、低下した免疫機能の必要量を満たすほどの含有量が含まれるマルチビタミン／ミネラルのサプリメントは無い。

　以下にあげる抗酸化作用のある各成分を摂取するかわりに、ビタミンA、C、E、セレニアムや（一般的に）亜鉛などのミネラルを含む抗酸化剤を服用することもできるが、その薬剤の組成が十分に良好で、栄養分の効能や用量が適切である場合に限られる。

●**プロビタミンA（ベータカロチン）**

　免疫不全の症状が著しいとき、1服10～30万iuのベータカロチンを服用して治療する。ビタミンAを形成するプロビタミンAは、基本的に毒性が無い（ビタミンA自体は毒性があるため、専門家の指示が無い限り少量しか服用すべきでない）。ベータカロチンは強力なフリーラジカルの掃除屋（抗酸化物質）で、ウィルスによるダメージの減少に重要な役割を果たす。また、実際にいくつかの病原菌を死滅させることもできる[18, 19]。プロビタミンAが抗ウィルス性を発揮し、組織の損傷を抑え、免疫を向上させる特定のリンパ球のレベルを上げるためには、1日30万iuの摂取が必要である。毎日10～20万iuを補給すると、免疫が低下している人はもちろん、健康な人も、ヘルパーTリンパ球細胞のレベルが改善する。用量が多すぎると皮膚がオレンジ色がかってくる（軽い日焼けに似ている）。この症状はまったく無害で、用量を減らすとおさまる[20]。

●**ビタミンC（アスコルビン酸）**

　ビタミンCは強力な抗酸化物質で、多くのウィルスや細菌を抑制できるほか、特有の強力な免疫向上効果もあることが分かっている[21, 22, 23]。

多量にビタミンCを服用すると、細菌やウィルスの活動を全体的に抑制できると同時に、その活動による組織の損傷を防げることが分かっている。ビタミンCには独特の抗ウィルス作用があり（特に、いわゆるレトロウィルスに効果がある）、大食細胞や好中球をはじめとする免疫機能を増大させる[24, 25, 26, 27]。

感染症が進行している間、「腸の許容量に合わせて」ビタミンCを摂取するよう指示されることがある。これは、ビタミンCの摂取量を下痢の症状が出るまで、1日500mg〜1gまで毎日段階的に増やすことを意味する。下痢になったら服用量を前日の量まで減らし、そのレベルを維持する（ただし下痢にならないことを条件とする。下痢になった場合は、さらに服用量を減らす）。人間の独特の生理学的個性により、1日3〜4gしか服用しなかったのに腸の許容量が限界に到達する場合もあれば、下痢になるまでにはるかに多い量を服用しなければならない人もいる[28]（最近の研究で、1g〜5gのビタミンCを毎日取ると遺伝子に変化が現れることが分かった。これについて留意が必要だろう）。

カルシウム、ナトリウム、あるいはアスコルビン酸マグネシウム（ビタミンCを形成する）は、簡単に入手できる。アスコルビン酸マグネシウムが、体が利用するのに非常に優れた形態であることは多くの人が認めている[29]。健康そうな高齢者にビタミンCをごく少量投与した場合でも、免疫機能の著しい改善がみられた。

● **ビタミンE**

ビタミンEも強力な抗酸化物質で、細胞壁の完全性を守る。

何らかの病気を治療する人には通常、毎日400〜800iuが処方されるが、免疫の保護と維持を目的とする場合は、毎日200iuだけ処方される。ビタミンEが補給されると、抗体の生成が増加する。特にセレニウムと一緒に服用すると効果が高まる。ビタミンEとセレニウム、あるいはいずれか一方の欠乏は、Tリンパ球とBリンパ球の減少の原因となる[30]。

●セレニウム

　このミネラルは、ビタミンEと協力して作用する、細胞壁の完全性を保護するグルタチオン・ペルオキシダーゼなどの重要な酵素の主成分である（細菌やウィルスは細胞壁を攻撃して感染することを思い出して欲しい）。免疫不全の場合は、1日あたり200mgのセレニウムを補充すべきである。健康で免疫機能を強化させたい人が、同量を8週間服用し続けた結果、リンパ球の活動を100％以上増大することができた[31,32]。

●亜鉛

　免疫システムが弱っている人のほとんどは、重要なミネラル分も不足している。亜鉛は、特に重要なミネラルのひとつである[33,34]。100種類近くの酵素は、十分な量の亜鉛がなくては機能しない。これらの酵素の多くは、免疫機能に関与している。亜鉛不足は検査すれば分かるが、症状の範囲を確認するだけでも推測できる。主な症状としては、皮膚の損傷（潰瘍、濃厚化、乾燥）、抜け毛、食欲不振、嗅覚の低下、無気力、感染症に対する感受性の増大などがある。また、明らかに健康な男性に、4週間にわたって亜鉛を補給したところ（1日150mg）、Tリンパ球の機能が大幅に増加した。

　しかし、亜鉛を過剰に補給すると免疫機能が低下する可能性がある。したがって処方された用量を守ることが大切である。健康維持のためには、通常1日あたり30〜50mg、感染症の疾病期間中は、それより多い分量（通常の用量の2倍）を3週間程度補給する。

●カリウムとマグネシウム

　免疫不全の人は、カリウムが不足していることが多い。カリウムを十分に摂取するためには、野菜中心の食事をするとよい。

　マグネシウムは通常、西洋型の食事に不足している。特に免疫不全の人に不足している傾向が強い。栄養士は通常、1日あたり500mgを補給するよう指導する。

● **鉄分とマンガン**

　一般的に免疫不全の人は鉄分が不足している場合が多いが、補給は専門家の指示に従ってのみ行うべきである。

　マンガンは重要だが軽視されているミネラルで、多くの酵素の作用に関与している。欠乏している人は多い。通常は1日あたり5〜10mgを補給するよう指導を受ける。これは典型的なマルチビタミン／ミネラル剤に含まれる分量である。

● **必須脂肪酸**

　リノレン酸などのオメガ3とオメガ6の必須脂肪酸やガンマリノレン酸は、体に必要不可欠な栄養分である（体内では生成できないため食事から摂取するしかない）。これらの必須脂肪酸は炎症の抑制を助ける作用があるため、吸収障害や免疫不全の場合に重要な役割を果たすことがよく知られている。消化器官や免疫システムが低下している人は、月見草、クロフサスグリの種、ルリジサ（ハーブ）、アマニン、さらには魚の油（エイコサペンタエン酸［EPA］が含まれる）から、リノレン酸とガンマリノレン酸（GLA）を摂るとよい。1日あたり1〜4gが一般的な推奨量である[35]。

● **プロバイオティクス**

　免疫システムの疾患を抱える人の多くは、体内環境が弱体化しており、腸内フローラ（細菌叢）に悪影響を与えている。フローラが健康な時は、腸の解毒作用を助け、ビタミンBを生成し、酵母菌や有害な細菌を抑制する。これまでに述べたように、フローラは抗生物質、ステロイド剤、バランスの悪い食事、ストレスにより、簡単にダメージを受ける。腸内細菌が再増殖（再フローラ化）するためには、L. アシドフィルス（小腸）とビフィドバクテリア（大腸）の2つの細菌が特に必要で、定期的に補給しなくてはならない。酵母菌（カンジダ・アルビカンスなど）が存在し活発になっている場合は、特に急を要する。用量は摂取する細菌株によるが、専門家の助言が必要である。抗生物質を現在使用している、あるいは以前から使用している場合に、良性の細菌をいかに回復させるかに関するガイドラインは、第9章に記載する。

●ビタミンB複合体

　一般的に、強い効果を得られるように調剤された持続放出型のビタミンB複合体のカプセル（主なビタミンBが50～100mgずつ配合されている。そのうちのいくつかは、必要に応じて個別に服用することもある）を、1日1～2錠服用するよう指示される[36]。

・**注意**：

　多くの専門家が、酵母菌由来でないビタミンBを勧める。カンジダ・アルビカンスなどの酵母菌感染による感受性の悪化を防ぐためである（☞第7章参照）。

　栄養士がビタミンBを個別に摂取することを勧める場合もあるが、ビタミンB複合体全体を一度に服用する方が一般的だ。ビタミンBを個別に服用するよう指示を受けたら、単一の栄養補助によるアンバランスを避けるために、ビタミンB複合体も補給することが大切である。

　明らかに免疫機能に影響を与えるビタミンB群は、以下のとおり[37]。

◎チアミン（B_1）：欠乏すると免疫機能が低下する。

◎リボフラビン（B_2）：抗体の生成に必要。欠乏するとTおよびB細胞の減少の原因となる。TおよびB細胞は、良好な腸内フローラ（細菌叢）でも一部生成される。

◎ピリドキシン（B_6）：抗体の生成に必要。欠乏するとT細胞が減少するほか、胸腺の大きさが小さくなる。過剰な摂取（1日200mg以上）を長く続けると、中毒を起こす可能性があるので注意する。

◎パントテン酸（B_5）：欠乏すると、TおよびB細胞が攻撃に備えて形態を変える比率に変化をもたらす（☞第5章参照）。またパントテン酸の供給が減少するとウィルス感染を起こしやすくなる。

◎ビタミンB_{12}：TおよびB細胞の効果に影響を与えるもうひとつの要素。消化機能が低下している場合、補給が極めて重要である。

◎葉酸：弱った免疫機能の改善をはかる場合に非常に重要。欠乏すると感染症に対する抵抗力が弱まる[38]。

◎ビオチン：ビタミンBの一種で、通常は健全な腸内フローラ（細菌叢）でつくられる。腸の「良性の細菌」が損傷すると欠乏する（抗生物質を過剰に投与した後によく起こる）。不足・欠乏すると、普通の酵母菌が攻撃的な、侵襲性のある形態に変化すると考えられている。そのため、抗カンジダ菌治療プログラムでよく補給される[39]。

ハーブは免疫機能を助ける

弱った免疫システムを治療するために、ハーブ薬を使用する方法の研究が進んでいる。大手製薬会社も、自然の産物に少し手を加えて特許をとるだけで株主が莫大な利益を得られるため、ハーブ薬に注目している。

非常に優れたハーブ薬のうち入手可能なものと、その主な使用方法を以下にあげる。ただし、読者のニーズはそれぞれ異なるため、本書はハーブ薬の使用を提唱するものではない。健康障害の改善にハーブを使う場合は、軽い症状の改善のために短期間だけ使用する場合を除き、事前に助言を得てもらいたい。

●**ニンニク**（学名：*Allium Sativum*）

強力な抗菌性、抗ウィルス性、抗寄生虫性、抗真菌性を持つ。最近になって抗HIV効果を示す証拠も確認されている[40]。また、蠕虫や原生動物など、通常の抗生物質に耐性を持つ微生物にも効果がある[41, 42, 43]。

ニンニクは何千年にもわたって、食物や薬として使用されてきた。現在は、その安全性や効力から、研究の対象として大きな注目を集めている。抗生効果のあるニンニクの有効成分はアリシンで、においが強いため使用するとすぐに分かる。幸い、効果はそのままでにおいが無いニンニクが開発されている。

● **オウギ**（学名：*Astragalus membranaceus*）
　中国医学では免疫機能向上のために長く使用されている。食菌作用（侵入した細菌を免疫細胞が「食べる」）を増大し、T細胞の形成を促進し、大食細胞の数やIgAとIgGのレベルを増加させる。またインターフェロン（ウィルスに侵入された細胞が生成するたんぱく質で、ウィルスの繁殖を防ぐ）の形成を誘導し、一般患者やガン患者の白血球の芽球化（新しい細胞の形成）を促進する[44,45]。

● **ハエトリソウ**（学名：*Dionaea muscipula*）（食肉目）
　免疫を刺激し、調整する。T細胞の数と活性を増大し、大食細胞の食菌作用を促進する。静脈注射、筋肉注射、吸入あるいは経口投与する[46,47,48]。

● **エキナセア**（学名：*Echinacea angustifolia*、*E. purpurea*）
　驚くほど有用で安全なハーブである。大食細胞を活性化するなど、強力な免疫向上効果があるほか、ウィルス性、真菌性、細菌性の感染症を抑制する。
　エキナセアの効果は、胸腺に直接作用すると思われる。胸腺は、これまで論じてきたように、免疫の防衛能力において欠かすことのできない器官である。
　研究によると、エキナセアの根のエキスには、免疫機能を持つあらゆる化学物質の生成を促進する、イヌリンなどの物質が含まれている。
　エキナセアは、何世紀ものあいだ、ネイティブアメリカンの伝統的なハーブ薬として使用されてきた。現在は世界中で幅広く研究や利用が行われている。カプセルや液剤（有効成分をアルコールに抽出したもの）で服用できる。専門家の多くは、液剤の方が体が効率よく吸収、利用できるため、優れていると考えている。健康な人が液剤のエキナセアを服用すると（1日3回30滴ずつ5日間）、白血球の数が約40％増大する。感染症患者が服用すると、防衛能力を向上できるほか、細菌の細胞壁に直接働きかけて脆弱にするなど、多数の効果を得ることができる[49,50]。
　感染症の場合は、500mgのカプセルを3〜4錠、少なくとも1日2回の服用で処方される。現在は、エキナセアや他のハーブを混合したカプセルや液体が手に入る。これは感染症に強力な効果をあげると共に、免疫機能を向上

させる効果がある。

● **薬用ニンジン（シベリアン・ジンセン）**（学名：*Eleutherococcus*）
　強壮剤。あらゆるストレスの悪影響に対する抵抗力を助けるほか、T細胞の生成をつかさどる胸腺にも強壮作用をもたらす[51, 52]（☞第7章参照）。

● **甘草**（かんぞう）（学名：*Glycyrrhiza glabra*）
　免疫システムの増強剤として[53]、大食細胞を活性化し、インターフェロンの生産を増大する。また、甘草エキスには、広範囲の抗菌効果もある[54]。
　さらに抗酸化作用もあり、肝臓をはじめとする組織をフリーラジカルによる損傷から守る[55]。
　グリシリジン（甘草エキス）は抗炎症剤でもある。また、アレルギーやその影響、特に皮膚への影響を防ぐ効果がある[56, 57]。
　さらに、コルチゾンなどのステロイド剤の使用で胸腺が萎縮するのを予防する働きもあると考えられている。また、コルチゾンの抗炎症効果を強化することが確認されている[58]。
　免疫の支援に関しては、この優れたハーブは多くの有害な病原菌（黄色ブドウ球菌やカンジダ・アルビカンスなど）を抑制する効果がある。多くの自然療法士やハーブ療法士は、ウィルス感染症の治療でこのハーブを第一選択薬として使用する[50, 60, 61]（感染中、500mgのカプセル3錠を1日4回）。

● **ゴールデンシール**（学名：*Hydrastis canandensis*）
　免疫増強剤として、大食細胞の活性化、ナチュラルキラー細胞の活性化、胃腸機能の向上に寄与する（特に下痢の症状に効果がある）。抗菌、抗真菌、抗酵母菌（カンジダ・アルビカンス）の性質がある。多くの自然療法士やハーブ療法士は、細菌感染症の治療でこのハーブを第一選択薬として使用する[62, 63, 64]（感染中、500mgのカプセル4錠を1日4回）。

●セイヨウオトギリソウ（セント・ジョンズ・ワート）
（学名：*Hypericum perforatum*）

　通常は、抗菌性と抗ウィルス性を利用するために使用される。約1,500mgを毎日（何度かに分けて）服用することにより、免疫システムの機能を強化し（おそらく脾臓の循環を改善して）、大食細胞の活動を増大させる[65, 66, 67]。

　最近では、ドイツで行われた研究で、セイヨウオトギリソウが軽度の鬱病の治療に有効であることを示す、確固たる証拠が確認された。したがって鬱病の免疫機能への悪影響を減少させる、何らかの作用があると考えられる。

●ホソバタイセイ（学名：*Isatis*）

　広範囲の抗菌、抗ウィルス効果があるハーブで、炎症を鎮め、熱を下げる[68]。

●ティーツリーオイル（学名：*Melaleuca alternifolia*）

　用途の広いオーストラリア産のオイルで、体表に塗ったり、薄めてうがい薬にしたり、注水したりして、大半の真菌感染症と多くの細菌感染症の治療に利用する。薄めずに使用すると皮膚にかゆみが起こる場合があるので注意すること。

　イースト・ロンドン大学のジャイルズ・エルソム氏の臨床検査より、ティーツリーオイルには黄色ブドウ球菌（メチシリン耐性黄色ブドウ球菌：MRSA）などの耐性菌にも効果があることが分かった。同氏は、「ティーツリーオイルは抗生物質より安全で、毒性がない。病室に入る人が感染症を持ち込まないよう、ティーツリーオイルで洗浄できるようにすることが、私たちの長期的な研究目標である」と、述べている[69]。

●サルオガセ（学名：*Usnea barbata*）

　このヨーロッパの「植物」（地衣―真菌と藻の中間）のエキスは、ブドウ球菌属やヒト型結核菌など、最も危険な病原菌の一部に、強力な抗生効果を発揮する。感染期間中に、液状のエキスを水に3〜4滴入れて1日に2回服用することからはじめ（抵抗力を確認するために）、少しずつ増やして最終的には10滴

程度を1日3回服用する。咽頭痛の場合は(うがい用の水に1滴落として)うがい薬として使用できるほか、膣感染症の洗浄水としても使用できる。過剰に使用すると胃腸に炎症を起こすため、できれば専門家の指導の下で使用するのが望ましい。ペニシリンより強力で、はるかに安全な抗菌剤であると主張する専門家もいる[70]。

ウァーバック氏とマリー氏の著書『Botanical Influences on Illness』(Tarzana, CA: Third Line Press, 1995／邦訳『栄養療法事典』)には、以下のハーブ薬の効果を示す研究結果が数多く掲載されている。

◎ニンニク(ウィルス、細菌、真菌、原虫、寄生虫による感染症を抑制する)
◎エキナセア(皮膚や上気道に抗ウィルス、抗真菌、抗菌効果を及ぼす)
◎ブロメライン(副鼻腔炎や尿路感染の治療薬、抗生物質の効果促進剤として使用される)
◎ベルベリン(コクサッキーウィルスB群の感染症、トラコーマ、ジアルジア症、アメーバ赤痢の治療)
◎花粉エキス:競泳選手がよく発症する上気道の感染症の症状を和らげることが知られている。6週間にわたって花粉エキスと偽薬(プラシーボ)を投与すると、前者は症状が4日間しか継続しなかったのに対して、後者は27日間も継続した[71]。

・注意:

すべてのハーブ調合薬と個々のハーブの多くは、過剰に摂取すると毒性をもたらす。また消化器官に軽い副作用が出る人が多い[72]。したがって、必ず専門家の助言を得て使用すべきである。

水治療法で免疫力を強化する

ウィルス性や細菌性の感染症の治療や免疫機能の強化に、水治療法が有効であることは意外かもしれない。

水治療法を利用した免疫強化と感染症治療には、2つの対照的な方法がある。

1. 体の中心の温度を上げる。つまり「人工的に発熱」させる。
2. 冷水シャワー、水風呂、あるいは冷湿布と熱湿布を交互に貼ることにより、免疫機能を強化する。

いずれの方法についても研究が進んでいる。またいずれも、家庭で実践可能である。

温熱療法（人工的な発熱による治療法）

発熱は、病気に対する最も強力な体の防衛作用である。温熱療法では、感染症、炎症、その他の健康障害に対して自然に発熱できない患者のために、人工的に発熱させる。対象はウィルス性の感染症からガンまで幅広く、局部的にも全身にも行うことができるほか、風邪やインフルエンザの自己治療法としても有効である。

ウィルスや細菌は熱に敏感で、ガン細胞のように特に弱いものもある。そのため、ウィルス、細菌、ガン細胞の不活性化や死滅を促進するために、体を温めるさまざまな方法が行われている[73]。

最近、温熱療法の研究がこれまでより広範に行われはじめている[74]。ドイツをはじめとする一部の国の診療所では、最高8時間熱い湯に浸かる治療法が行われた（冷たい飲み物を頻繁に与えるほか、頭や首に冷湿布を貼る）。この方法は患者を非常に疲れさせるため、特に家庭で利用できる、疲労のより少ない方法が提案されている（それでも何らかの監督や指導が必要である）。

1990年にシアトルのバスタイア大学で行われた調査研究では、HIV感染患者

が温熱治療用の風呂（38.8℃／102°F）に40分間、計12回入った。治療は1年間にわたり、週2回の入浴を3週間1セットで行われた。

これより高い温度（50℃／122°F）で温熱治療用の風呂を利用した病院もあるが、高温すぎて脳に障害が起こる可能性があるという研究結果が出ている[75]。

したがって安全のために、常に専門家の監視下で温熱治療を行わない場合は、バスタイア大学のHARP（エイズ治療研究プロジェクト）が提唱した温度が、最善と考えられる[76, 77]。

● **温熱療法はどのように作用するのか**

体温が平熱37℃（98.6°F）を超えると、温熱治療の状態となる。体温の上昇は、体を防衛する多くの有効な生理学的反応を引き起こす。温熱療法は、侵入する細菌の多くが、体の組織よりも耐えられる温度の範囲が狭いこと、つまり温度の上昇に感受性が高いことを利用する。細菌は、加熱による害が人の組織に及ぶ前に死滅してしまう。たとえばライノウィルス[78]（すべての呼吸器感染症の半分はこのウィルスが原因である）、HIV[79]、梅毒や淋病の原因となる病原菌[80]が、これにあてはまる。

温熱療法は、侵入する細菌をすべて死滅させることはできないが、免疫システムがより簡単に抑制できるレベルの数まで減少させることができる。また温熱療法は、抗体やインターフェロン（ウィルスに侵入された細胞が生成するもので、ウィルスの増殖を防ぐ）の生成を増やして、免疫システムを促進する。さらに温熱療法は、脂肪細胞に蓄えられた毒素を放出させ、体内からの排泄を促すため、解毒治療としても有効である。

● **高体温の誘発方法**

体温は外から熱を加えることで、即座に上昇する。その際、体表近くの毛細血管が充血し、体温上昇を抑制するための発汗が開始する。

体温の上昇は、湯に体を浸す、サウナやスチームバスに座る、毛布にくるまって温かい飲み物を取るなど、ローテクな方法で実現できる。病院や医療センターでは、短波やマイクロ波のジアテルミー装置（熱治療装置）、超音波、放射加熱、照射熱（機械、湿布などその他の方法により体外で熱を起こす）な

ど、より「ハイテクな」方法を利用するのが一般的だ。

　温熱療法は体の一部にも全身にも行うことができる。局部的な温熱療法（スチームの吸引や、対象となる部位に対するジアテルミーの使用）は、上気道疾患などの感染症治療や、細菌感染した手足の傷の治療（ケガをした部位を熱い湯に浸ける）でもっともよく採用される方法である。一方、全身の温熱療法は、全身の感染症、局部的な治療が効かない症状、全身の反応が必要な症状などで行われる。

●ウィルス感染と温熱治療

　バスタイア大学のナチュラルヘルスクリニックでは、HIVその他の慢性かつ急性のウィルス感染症の治療で温熱療法がよく利用される。1988年と1989年、バスタイア大学のエイズ治療研究プロジェクト（HARP）は、温熱治療には免疫刺激、解毒、消毒の効果があるとして、調査研究のための治療計画に加えた。

　リーナ・スタンディッシュ自然療法学博士によると、HARPの調査研究の参加者にどの治療が最も効果が高かったかと質問すると、声をそろえて「温熱療法」と答えたという。実際に、寝汗や2次感染の頻度が減っている。また、多くの参加者が温熱療法の後、非常に体調がよくなったと報告している[81]。

　臨床調査により、HIVウィルスには温度感受性があり、37℃（98.6°F）を超えると加速度的に不活性化することが分かっている。また42℃（107.6°F）の風呂で30分間温まると、HIVウィルスの40%が不活性化し、56℃（132.8°F）では100%が不活性化したという実験結果が報告されている[82]。

　ナチュラルヘルスクリニックの院長を務めるダグ・ルイス医師は、「温熱療法がすべてのHIV患者に効果があるとは思わない。しかし、一部の非常に重篤な患者を除くすべての患者にとって、適切な補助的治療だと思う」と述べている。

●温熱療法のリスク

　十分な知識をもって慎重に行えば、温熱療法は多くの症状に対して安全で効果的な治療法となる。温熱療法の悪影響は通常、体温が41℃（106°F）を超えた時にしか現れない。ただし、熱の影響に敏感な人は、症状を非常に慎重に見守りながら治療を行うべきである。具体的には、貧血、心臓疾患、糖尿病、発作性疾患、結核を患っている人がこれにあたる。

　その他の温熱療法のリスクとして報告されているのは、ヘルペスの発生[83]（帯状疱疹を含む）、肝臓毒性[84]、神経系の損傷などである。このような理由から、解毒作用を得るための温熱療法は、医療専門家の監督下でのみ行うべきである。

●自宅で行う温熱療法

　熱い風呂は、自宅で発熱を誘発する簡単な方法で、上気道感染症（風邪、インフルエンザ）や、気管支炎や肺炎などの下気道疾患の治療にまで利用できる。

　ウィルス性の感染症を治療するためには、熱い風呂に加えて、温かい飲み物を飲み、毛布で体を包んで免疫システムを刺激する。風呂からあがったら、乾いた毛布にくるまる。湯タンポを腹部にあてても良いだろう。耐えられる限り、大いに発汗するようにする。この過程にはおそらく数時間かかる。その後、冷水シャワーをあびる。

　自宅で比較的穏やかに発汗を促すために、乾いた毛布で体を包んでもよい。この場合も、数時間、激しい発汗作用を促したら、冷水シャワーをあびる。

　ウェットシートパックも発熱を誘発するために使用できる。とても冷たくて濡れた（湿らす程度にする。しずくが落ちるほどではない）シートや何枚かの毛布で体を包む。パックが乾燥する時間を考えると、発熱まで数時間はかかるだろう。体は冷水シートに反応して、発熱しようとする。ウェットパックを使用する前に、運動、入浴、あるいはシャワーで体を温めておくと効果が得やすい。

局部的な温熱療法も有効な場合がある。研究では、スチーム吸引が鼻風邪の治療に効果があることが分かっている[85]。また、局部的な症状を治療するために、ホットパックや湯に浸す方法も利用できる。手や足の感染症は、湯に浸すと改善する。全身を湯に浸すことができない局部的な感染症は、患部をホットパックで治療する。

温熱療法で免疫機能を強化する

　ロンドンで100名のボランティアが参加した水治療法の注目すべき研究結果が、1993年4月22日と29日に、The European紙に掲載された。血栓症研究所（Thrombosis Research Institute、この研究を主催した）は、慎重に温度を下げる冷水風呂に定期的に入浴する自己治療方法（最高の結果を得るためには、6カ月間毎日行うことがのぞましいとされている）には、間違いなく効果があると発表したのだ。
　ビジェイ・カカール博士が所長を務める同研究所は、現在5,000名のボランティアを集めて、上記の次の段階である温度調節水治療法（Thermo Regulatory Hydrotherapy, TRH）の効果を研究している。
　最初の調査結果から、TRHは正しく適用すれば、以下のように多数の有益な効果が得られることが分かった。

　　◎感染症に対して第一線で戦う、白血球のレベルの大幅な上昇
　　◎生殖ホルモンの生産増大による、男性の性能力や女性の受胎能力の改善
　　◎活力の回復：慢性疲労症候群に苦しむ人の多くが、症状を劇的に改善している。
　　◎手足の冷えを訴える人の血液循環の改善。TRHで血液循環は急速に改善する。
　　◎血液凝固機能の改善による、心臓発作や卒中の頻度の減少
　　◎更年期障害による不快な症状の軽減

この調査は、段階的に温度を下げる冷水風呂（☞後出の「TRHの実践方法」参照）を利用したほか、ドイツのハノヴァー・メディカル・スクールで1990年に行われた過去の研究方法を綿密に再現した。ドイツで行われた研究では、生徒は温水シャワーか冷水シャワーのどちらかを、朝浴びてくるように求められた。その後半年間、感染症（主に風邪）の発生レベルや症状の程度が監視された。冷水シャワーを浴びた生徒は、徐々に冷たさを強くしていき、最初の3週間が終了するころには、もっとも冷たい温度のシャワーを2～3分間浴びていた（6カ月間の実験中に風邪を引いた場合は、病気にかかっている間とその後1週間は冷水シャワーを中止した）。

　6カ月間の実験が終わるころ、冷水シャワーを浴びた生徒が風邪を引いた回数は、温水シャワーを浴びた生徒の半分だった。症状が続く期間も半分で、症状も比較的軽かった。冷水シャワーを浴びた生徒の免疫システムの方が、より早くウィルスを追い出したのである。

　この実験により、定期的に冷水シャワーを浴びると、感染症に対する抵抗力が増すほか、感染症を発病したとしても、免疫機能の効果が向上することについて、明確な証拠が得られた[86]。

●冷水シャワー法

　冷水シャワー法は、以下のガイドラインに従って行って欲しい。

- ◎ぬるい程度（体温と同じくらい）のシャワーからはじめ、2分後に体温より温度が低いシャワーを浴びる。
- ◎その後の3週間は冷たさを段階的に増していき、3週間目の最終日には水道から出る水と同じくらい冷たくする。
- ◎実際に感染症にかかっていないかぎり、毎朝冷水シャワーを2～3分浴びる。感染症にかかった場合は、回復までと回復後の1週間は冷水シャワーを中止する。
- ◎冷水シャワーの後は全身を乾かして、温かい服装になる。
- ◎シャワーをあびるバスルームが寒くないこと、すきま風がないことを確認する。

●**TRH入浴法**
　血栓症研究所の報告に掲載されていた、もうひとつの温熱療法は4段階に分かれている。治療に成功するためには、以下を順番に行って体が有益な反応を起こすよう「訓練」することが不可欠であると考えられている。

　　◎準備するもの：風呂、風呂用温度計、時計、バスマット
　　◎浴室は、寒くも熱くもない快適な温度にする。
　　◎水の温度は最終的に水道から出る水の温度と同じにする。最初の数週間はぬるめの風呂に入って、徐々に湯の温度を、体温を下回る温度まで下げていき、本当に冷たい風呂に入ってもショックを受けないようにする。
　　◎以下に記載するスケジュールも変更可能である。最初は、さまざまな風呂に浸かる各ステージをやめて、プロセス全体でも数分しかかからないようにする。その後、ゆっくりと各ステージにかける時間を増やして温度を下げていく。

・**注意**：
　慢性の健康障害を持つ人に冷水を使った治療を行うときは、刺激の程度（水の冷たさや浸かっている時間の長さ）を修正する必要がある。通常より非常にゆっくり刺激を強めて、ストレス要因となる可能性のあるものに対応できるよう、段階的に体を訓練し、「鍛錬する」。TRHプログラムは80日間行われ、水の冷たさや継続時間はほんの少しずつしか増えない。
　あらゆるストレスの処理能力が著しく弱い人を、水道と同じ温度の冷水風呂にすぐに入れさせるのは無謀である。最初の1週間は「中間」温度（体温と同じ）のシャワーや風呂に入り、1日ずつ、非常にゆっくりと水温を下げるプロセスを進め、数カ月かけて水道と同じ温度の水にするほうが、賢明で効果もあがる。

・ステージ1：

　冷水の風呂の中に1～5分間立つ（水の温度は12.7～18.3℃［59～65°F］を推奨するが、上記の注意事項を考慮し、被験者の脆弱さ・頑強さの程度に応じて水温を決めること）。だいたい数週間経つと体内温度計（脳の視床下部）が反応して、このプロセスに完全に慣れる。

　滑り止めのマットを引き、じっと立つのではなく、浴槽を「上り下り」したり、その場で足踏みしたりする。

・ステージ2：

　数週間経って、冷水に立つプロセスに完全に慣れたら、体内温度計の準備が整っている。このステージでは、数分間立った後、さらに1～5分間冷水の中に座る（できれば腰まで水の中に入り、下半身に蓄えられた血液が冷え、視床下部をさらに刺激して、骨盤のうっ血の解消を促進する）。

・ステージ3：

　さらに2～3週間、冷水に立った後で座るプロセスを毎日繰り返したら、このプログラムのもっとも重要な課程に入る。首と後頭部を含む全身を冷水に浸けるのだ。立つ、座るのプロセスの後、水の中に横になり、顔と頭だけが出た状態になる。静かに、ゆっくりと腕と足を動かし、肌に触れてわずかに温まった水が静止せず、常に冷却効果が持続するようにする。このステージは最終的に10～20分間続けるが、最初は2分間からはじめる。水温は敏感さに合わせて調節する。

・ステージ4：

　このステージは「再び温める」プロセスである。風呂を出て、タオルで体を拭き、数分間歩きまわる。体が温まるにつれて、胸、足、肩甲骨の間など、さまざまな場所に、気持ちの良いほてりが感じられる。

　「トレーニング」あるいは「鍛錬」の効果を得たければ、この一連のプロセスを、最初は継続時間や温度を減らして毎日行う必要がある。毎日数回冷水風呂に入ると、エネルギーが増し、機能が改善したと感じる人もいる。

・禁忌：

　心臓疾患、高血圧、あるいは定期的な処方箋を必要とする慢性疾患を持病に持つ人の場合、TRHの使用に関して医者に相談しないかぎり、冷水風呂の手法は勧められない。

　時間の経過と共に、水温は徐々に下がっていくため、数カ月後には温かい湯はまったく使用しなくなり、水道から出た温度のままの水を使用する。このプロセスが最初に不快に感じられる場合、前述の冷水シャワーを使った手法と同様に、水に浸かる時間を短く、水温を上げて行うこと。

健康のための水治療法──全身の循環を高める

　「全身」の血液循環を高めて、免疫機能に有益な影響を与える方法は、簡単に「健康のための水治療法（Constitutional Hydrotherapy）」と呼ばれている。これは米国の自然療法医が、20世紀初頭に健康増進の手法のひとつとして考え出したものである。この手法は1人ではできないため、アシスタントが必要である。すべての手順を終えるのに約25分かかる。効果を得るためには少なくとも1カ月間、週3日は行うこと。もっと頻繁に行っても害はなく（リスクや禁忌はない）、効果を感じる限りはいつまでも行うことができる。

●**水治療法（CH）を自宅で行う方法**

　　◎効果：CHは非特異性の「バランス」効果がある。つまり慢性の痛みをやわらげ、免疫機能を向上し、循環効率を上げ、回復を早める。敏感性や脆弱性などに応じて水温を調節できるため、禁忌はない。

　　◎必要なもの
　　　・横になる場所
　　　・2つに折ったフルサイズのシーツあるいはシングル用シーツ2枚
　　　・毛布1枚（できればウール）
　　　・バスタオル2枚（2つ折りにした時に被験者の肩幅と肩からお尻までが隠れるもの）
　　　・ハンドタオル2枚（2つ折りにしたバスタオルと同じサイズ）

・温水と冷水

繰り返しになるが、この方法はひとりでは行えない。手助けが必要である。

● **方法**

1. 治療する人は服を脱ぎ、シーツの間に上向きに寝て、その上に毛布を1枚かける。
2. 2枚のバスタオルを熱い湯に浸け、しぼる。毛布と上側のシーツを折り返し、熱いタオルを畳んで胴の上に乗せ（4層になる）、治療する人の横幅と肩からお尻までを覆う。
3. シーツと毛布をかぶせて5分間放置する。
4. 単層のタオル（ハンドタオル）を、それぞれ冷たい水と熱いお湯に浸けてしぼる。
5. 毛布と上側のシーツを折り返す。「新しい」熱いタオル（ハンドタオル）を「古い」熱いタオル（バスタオル）に乗せ、新しいタオルが直接皮膚に触れるよう素早く入れ替えて、古いタオルを取り除く。すぐに熱いハンドタオルの上に冷たいハンドタオルをおき、もう一度入れ替えて、冷たいハンドタオルが皮膚に触れるようにし、熱いハンドタオルを取り除く。
6. シーツで覆って冷たいタオルが温まるまで10分放置する。
7. 冷たかった（いまは体温で温まっている）タオルを取り除く。治療されている人は腹ばいになる。
8. 上記の2〜6を繰り返す。

・**注意：**

◎ベッドを使用する場合は、ビニールシートを敷くなど、濡れないように準備する。

◎ここでいう「熱い」湯とは、5秒以上手をつけていられない程度の温度をさす。

◎「冷たい」タオルを浸す水は、水道から出る最も冷たい水が適当であ

第6章　免疫の強化2：サプリメント、ハーブ、水治療法、鍼治療

る。暑い夏の日に行う場合は、水に氷を加えてもよいが、患者が耐えられる程度の温度差にすること。

◎冷たいタオルを置いた後に治療を受けているが寒さを訴えた場合、背中、足あるいは手のマッサージを毛布やタオルの上から行うか、夏の海岸にいることを想像するよう促すなどのビジュアリゼーションを行う。

◎もっとも重要なことは、熱さと冷たさの差を状況に応じて変えることである。たとえば、免疫システムが弱く総体的に脆弱な人の場合は温度差を少なくし、健康状態が頑強な人の場合は温度差を大きくする(非常に熱い湯と冷たい湯を使う)ことで、この手法はだれにでも利用可能となる。

免疫力を強化する鍼治療

　免疫機能を改善するための鍼治療は、他の治療法（ハーブ薬の投与など）と並行して行われることが多い。
　サンフランシスコにあるカンインクリニック（Quan Yin Clinic）で行われた予備調査により、鍼治療は以下を含むあらゆる免疫機能を増強する効果があることが分かっている。

　　◎白血球の作用と効果
　　◎T細胞の生成

　さらに、免疫不全に起因する多くの症状を軽減する効果があることも分かっている。

典型的な鍼治療

　一般的に患者は、まず最初に病歴に関する質問表を記入する。その後、鍼治療師の問診を受ける。治療師は、患者の顔色、舌苔を注意深く観察し、身振りや声の調子についてメモを取り、食事、睡眠などの生活習慣や、精神的ストレスについて質問する。最後に手首にふれ、中国医学の診断法に基づく12種類の脈の質や強さを検査する。
　その後、300を超える鍼治療のツボから数箇所を選び、そのうちのひとつのツボに鍼を刺す。中国伝統医学は、1回の治療で10～12本以上の鍼を打たないよう指導している。実際に、経験豊かな鍼治療師であればあるほど、使用する鍼の数は少ない。
　基本的に鍼治療は痛くない。鍼を刺すときにチクリとわずかな痛みを感じるが、優れた鍼治療師が鍼を刺す際に患者を傷つけることはない。少し引っぱられるような感覚や痛みがあってもすぐに消える。
　なお現在、鍼治療師と患者の両方をエイズや肝炎から守るために、すべ

ての鍼治療師が、消毒済みの使い捨て鍼を使用している。

治療に要する時間は通常、約45分間である。

免疫細胞が増えた

鍼治療は、免疫関連の疾患の治療で効果をあげており、患者が訴える症状の多くを軽減するなど、総じて目覚ましい成果をあげている。

有資格鍼治療師でカイロプラクティスの博士号を持つウィリアム・マイケル・カージル博士は、エイズの重篤患者を多年にわたって治療している。同博士は、たった3回の鍼治療で、T細胞の数を210から270に増やした。カージル博士は「患者の1人は、T細胞の数が30～40だったが、私たちはそれを最終的に270まで引き上げた。それでも通常必要なレベルの半分だが、その患者はこの半年間非常に調子がいい」と述べている。

また、カージル博士は、鍼治療が血液の各数値や細胞の数に与える影響を理解する鍵は、ストレスを最小化し、体の適応能力を強化する鍼治療の働きにあると付け加えて「患者たちにもっと鍼治療を行い、薬剤治療を減らしていたら、健康の質的改善が得られただろう」と述べている。

鍼治療の3つの作用

鍼治療は次の3つの異なる方法で体を助けると考えられている。

1 免疫システムが強さを取り戻すのを助ける。
2 体の抗ウィルス防衛機能を起動させる。
3 リラクゼーションを促進する。

中国や西洋諸国で行われた研究では、たとえば、膝の下にあるツボ(足三里あるいは胃経36)に鍼を刺すと、3時間後に白血球の数が最大70％増加することが分かっている。さらに1日経過しても、この数値は依然として鍼治療前より30％高い。

鍼治療のツボ以外に鍼を刺しても、免疫の防衛機能は向上しない。その事実は、体表のどこに鍼を刺しても研究で観察されたような反応が得られるわけではないことを証明している[87, 88, 89]。

　これは、鍼治療に免疫向上効果があることを示す、文字通り何百もの証拠のひとつにすぎない。

　ニューヨークで免疫不全の患者200名に鍼治療を行ったところ、2次的な日和見感染の発生率が減るなど、総じて有益な影響があることが分かった[90]。

　リンカーン記念病院でこの実験を行ったスミス医師とラヴィノウィッツ医師は、鍼治療を行っただけで、2～3カ月の間にT細胞比率が劇的に増えた患者もいたと報告している。

　何らかの免疫不全がある場合、あるいは順調に機能している免疫システムを維持あるいは改善したいだけの場合も、鍼治療は安全な選択肢として真剣に検討する価値がある。

第7章
抗生物質がもたらす体内環境のダメージ

酵母菌の異常増殖 [1,2,3,4,5]

　第4章では、抗生物質が種類によって程度の異なる、一連の副作用を生み出すことを確認した。

　これらの副作用は、事前に注意を払えば避けられるものが多い。腎臓や肝臓の疾患、あるいはアレルギー疾患を過去に患っている場合、あるいは患者が授乳婦か妊婦の場合、特定の薬剤によっては、使用を控える場合もある。

　このような毒性のある副作用は、特定の患者にとって重要でも他の患者にはそうでない、あるいは特定の抗生物質には関連するが他には関係がないものである。それとは別に、事実上すべての抗生物質が、抗生物質だというだけで、体内の正常なフローラ(細菌叢)に何らかの損傷を与えることを認識することが重要である。

　フローラの損傷が原因で生じた生態の破壊は、体内環境の深刻な変化をもたらし、その後何年もの間、健康に多大な影響を与える。

　これは抗生物質の使用後に起こる、口腔や膣のカンジダ症にとどまらず(これだけでも不快であることは間違いないだろうが)、免疫システム、健康状態、生活の質に、大きなダメージを与える可能性がある。

　この種のダメージはだれにでも起こる可能性がある。したがって、抗生物質を投与しなければならない場合は、危険性を認識し、防止策を講じるべきだろう(☞第9章参照)。

　また、体内環境の変化は、抗生物質の「誤用」によるものではなく、通常の使

用が起因している。本書は、抗生物質の使用を回避するための戦略を検討したばかりだが、抗生物質の使用が避けられない場合もまちがいなく存在する。

そのような場合、共生する良性の細菌にダメージを与える体内環境の混乱を、どうやって減らすことができるかを知ることが重要である（☞良性の細菌の役割を再確認したい場合は第2章参照）。

抗生物質使用の「賛成派」と「反対派」の両方を含む、主な専門家の意見や警告を検討してみよう。

ロンドンのガイズ・ホスピタル（Guy's Hospital）とセント・トーマス・ホスピタル（St. Thomas's Hospital）の顧問医師で、『British Medical Association's New Guide to Medicines and Drugs』誌（London: Dorling Kindersley, 1995）の医療担当編集長を務める、ジョン・ヘンリー医師は、抗生物質使用に断固反対して次のように述べている。

> 「抗生物質による治療のもうひとつの危険性は、特に治療が長引いた場合に、体内に常在している微生物のバランスが崩れることだ。体内にわずかに生息していることが多い酵母菌の1種、カンジダ菌の増殖を抑制している細菌を死滅させた場合が特に問題だ。その場合、カンジダ菌は口、膣、腸の中で過剰に増殖する可能性がある」

ただし、カンジダ菌は体内に「わずかに生息していることが多い」のではなく、常に存在し、通常の抑制力（たとえば良性の細菌）が弱った時などの増殖のチャンスを待っている。

食糧生産や感染症の治療で抗生物質を過剰に使用しないよう運動を行っている、イリノイ医科大学のマーク・ラッペ教授は、著書『When Antibiotics Fail』（Berkeley, CA: North Atlantic Press, 1995）の中で、アモキシシリンという抗生物質について次のように述べている（他の抗生物質にもあてはまる内容である）。

「アモキシシリンは、最初の投与の時から腸への影響を実感させる。腸ではあらゆる種類の細菌が激減する。そのうちのクロストリジウム属や連鎖球菌属の細菌は、即座に再生する。再生した細菌は再生前と異なっている。つまり、少なくとも短期間は、使用された抗生物質に対する耐性を、ほぼ確実に持っているのだ。牛乳を発酵させるラクトバチルス系の細菌など、より有益な細菌はたいてい、完全に死滅する。抵抗力が強く体内の別の場所で病原菌となる有害な細菌は、ふだんは競争相手である細菌が死滅して生存場所が増えたため、増殖する。新たに登場した日和見菌の中でも悪玉であるカンジダ・アルビカンスという酵母菌は、膣に深刻な感染症を引き起こす。また別の悪玉菌であるクロストリジウム・ディフィシレは、偽膜性大腸炎という腸の内壁に致命的な炎症を起こす病原菌である」

ラッペ教授は同書の後記で次のように続ける。

「他の抗生物質は現在、定期的に腸内フローラ（細菌叢）に変化をもたらしている。リンコマイシンは事実上すべての好気性細菌を排除し、ナオマイシンとカナミシンは、好気性細菌とグラム陽性嫌気性細菌の数を減らして、カンジダ・アルビカンスと黄色ブドウ球菌の過剰な増殖を引き起こしている……またセファロスポリンを治療で使用しても同様のマイクロフローラ（微生物叢）の劇的な変化が、膣を中心に発生する」

シアトルのバスタイア大学学長で自然療法学博士のジョセフ・ピッツォルノは、著書『Total Wellness』(Rocklin, CA: Prima, 1996)の中で、この現象について次のように報告している。

「ケガをして外科に入院した55名の患者を調査したところ、全員が入院中のある時点で広範囲抗生物質による治療を受けていた。67％の患者の血中のカンジダ抗体のレベルは入院中に上昇しており、カンジダ菌が腸内で異常増殖していることを示した（女性の場合は膣内でも異

常増殖していた)。また研究者らは、カンジダ抗体を持つ患者の白血球は、血中にカンジダ抗体を持たない患者の白血球と同じくらいカンジダ・アルビカンスの増殖を効果的に抑制できないことを確認した。言い換えると、患者が抗生物質の投与を受けると、腸内のカンジダ菌のレベルが大幅に上昇し、腸が著しくダメージを受けるうえ、カンジダ菌の一部が血流に漏れて、免疫システムの機能を抑制してしまうということである」

ここで分かることは、抗生物質を使用して治療すると、酵母菌の問題が生じるだけでなく、さらに免疫防衛機能も低下するということだ。

抗生物質の使用と酵母菌の異常増殖の関連性は、最近になって認識されたわけではない。どれほど前から医者がこの関連性を理解して論じてきたかを明らかにするために、1952年に作成されたノースカロライナ大学薬学部細菌／免疫学科のヒュペルト博士、マクファーソン博士、カザン博士の報告書を以下に抜粋する。彼らは抗生物質の使用後になぜ酵母菌が異常増殖するかについて、3つの仮説を立てている。

1 抗生物質の投与は、正常なフローラ(細菌叢)の均衡状態を混乱させて……耐性菌(酵母菌など。もちろん抗生物質に感受性がない菌種)の数を大幅に増やし、宿主の抵抗力を圧倒してしまう。

2 抗生物質を使用した治療で損傷を受けた正常フローラは、栄養障害を引き起こし(正常フローラが生成するビタミンBの欠乏が最も重要)、粘膜の健全性を損ねて、健康で完全な状態では突き抜けられない微生物が入り込む穴があいてしまう。

3 抗生物質の中には、カンジダ・アルビカンスの増殖や毒性を直接促進してしまうものもある。

ほぼ半世紀前に作成されたこの報告書が興味深い点は、酵母菌を抑制する正常な細菌が抗生物質によって損傷を受け、酵母菌が腸内で優勢となりコロニーを作ってしまったり、正常フローラがビタミンB群を生成できなくなったた

めに、腸の粘膜が損傷して酵母菌だけでなく、アレルギー反応や中毒反応を引き起こすあらゆる種類の毒性残屑が血中に入り込んでしまうほか、酵母菌が実は一部の抗生物質(オーレオマイシンなど)をえさに繁殖するといった、すべての事実認識が正確であることだ。

抜粋・引用したこの報告書が生体の損傷に関する知識を強調しているにもかかわらず、そして抗生物質のマイナス効果を回避する方法があるにもかかわらず、医者は通常、マイナス効果に対抗する措置をほとんど取らない。腸内フローラの損傷によって生じた問題がどれほど拡大しているかについて認識が広まることにより、本書の第9章と10章に掲載した方針に沿って、対策が実施されたり、助言が受け入れられたりすることを希望する。

酵母菌の異常増殖の問題点

カンジダ菌は、通常の酵母菌から攻撃的な菌糸型の真菌に変化する能力があるため、潜在的に非常に有害であることが知られている。菌糸型に変化すると、粘膜に根を下ろすため、有害な毒素が腸内から血流に流れ込んでしまう。この毒素は強力なアレルギー反応や中毒反応を引き起こす可能性がある。

このようなカンジダ菌の影響を受けた人の体内には、次のような多くの症状が現れる。

◎あらゆる消化器官の症状(膨満感、下痢と便秘を交互に繰り返す過敏性腸症候群)
◎慢性的な尿路感染症
◎慢性的で極度の異常な疲労感
◎深刻な筋肉痛(結合組織炎)
◎情緒障害
◎頭の中に「霧がかかったような」朦朧とした症状
◎皮膚疾患
◎月経障害

◎前立腺疾患
　◎口腔あるいは膣のカンジダ症
　◎水虫、白癬、爪真菌症など、真菌性の皮膚感染症

　このような症状に悩まされる確率は非常に高い。おそらく慢性の酵母菌異常増殖が関連していると思われるが、どの症状においても他の原因も考えられる。

酵母菌が原因であると判断する方法

　臨床検査が下す、酵母菌が「原因である」との判断は、不正確な場合が多い。地球上の人間はほとんどだれでも、消化管の中に何らかの酵母菌を持っているからだ。単に腸内に酵母菌があることを確認しただけでは、なぜ異常増殖したかを判断できない。
　したがって、症状から診断する（☞以下の質問表参照）方が正確である。（後述の）抗カンジダ菌プログラムが症状を消滅させた、あるいは大幅に改善した場合、酵母菌の異常増殖という診断が確かだったことになる。
　また、便利な検査方法もある。専門家の検査室で行う糖負荷試験である。この検査では、血液検体を提出し、空の胃で100gの砂糖を摂取し、1時間後に再度血液検体を取る。そして、砂糖の摂取前後の血中アルコール度数を測る。酵母菌と一部の細菌は、腸内で砂糖を素早くアルコールに変えるからである。

カンジダ菌の異常増殖を疑うべき時

　以下のリストをチェックして1つ以上該当する項目がある場合は、カンジダ菌の異常増殖が原因で健康障害が発生している可能性がある。

A　これまでに
　◎長期的に抗生物質を使用した経験があるか（長期とは2カ月以上、あ

るいは1年に4回以上治療を受けた場合をさす）。該当する場合、正常フローラ（細菌）叢が損傷を受け、既存の酵母菌が日和見的に増殖している可能性がある。

◎座瘡の治療のために、テトラサイクリン（あるいはその他の抗生物質）を1カ月以上服用したことがある。

B　現在、あるいはこれまでに

◎持続性の前立腺炎、膀胱炎、あるいは尿道炎にかかったことがある。

◎白癬か水虫にかかったことがある。

◎砂糖、パン、あるいはアルコールが欲しくてたまらなくなる。

C　現在

◎疲労感がある。

◎消化器官に膨満感がある、あるいは「過敏性腸症候群」である。

◎頭がボーッとする（短時間の記憶障害、集中力の障害などがある）。

◎体のあちこちに筋肉痛がある。

◎カンジダ症がある。

◎性的興味がわかない。

カンジダ菌の異常増殖が疑われる場合、あるいは信頼できる医療専門家にそのように診断された場合、この問題に対処できる専門家に相談するか、関連書を読むとよいだろう（『Candida Albicans-Could Yeast B Your Problem?』［Thorsons 1995］は、総合的なセルフヘルププログラムを紹介している）。

・注意：

抗カンジダ菌の食事をはじめて最初の数週間は、皮膚、腸管、または尿路の真菌感染症の症状が悪化する場合がある。

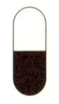

免疫力低下がカンジダ症の原因

　一般的に免疫不全の人は、繰り返しカンジダ症になる。そして、免疫効果が低下するにしたがって、症状はほぼ慢性的、持続的となることがある。

　カナダの自然療法学医師であるアイリーン・ストレッチは、治療が難しい原因不明の膣カンジダ症は、潜在的に深刻な免疫不全を臨床的に示す唯一の症状である場合が多いと報告している[6]。

　男女にかかわらず、免疫システムが低下した人の体内で酵母菌の異常増殖が進むと、酵母菌が口、喉頭、咽頭、場合によっては胃や食道に広がることがある。

　慢性的なカンジダ症が引き起こす主な症状のひとつは、腸壁の損傷である。これによってあらゆる抗原や有毒物質が血流に吸収されて、免疫機能が低下した人によくみられるアレルギーが生じる。

　ミシガン大学のユーニス・カールソンは、ある器官でカンジダ菌が活発であると同時に、黄色ブドウ球菌などの病原菌が存在すると、病原菌の毒性が大幅に高まり、致命的な毒素性ショック症候群を引き起こす場合があることを明らかにしている[7]。

ジェソップ医師の証言

　サンフランシスコのキャロル・ジェソップ医師は、自分が担当する慢性疲労症候群あるいは線維筋肉痛（FMS／慢性的な筋肉痛と疲労を伴う）を患う、1,300名以上の患者のバックグラウンドを調査し、その結果を以下のようにまとめた[8]。

- ◎検査を受けた880名の患者の排泄物を培養したところ、82％から酵母菌が検出された。
- ◎同患者の30％の排泄物から寄生虫が検出された。
- ◎同患者の38％にマグネシウムが欠乏していることがわかった。
- ◎同患者の32％の亜鉛レベルが低かった。

・ジェソップ医師の患者に多い症状：

  慢性疲労 ……………………………………100％
  手足の冷え …………………………………100％
  記憶力の低下 ………………………………100％
  頻尿 ……………………………………………95％
  鬱病 ……………………………………………94％
  睡眠障害 ………………………………………94％
  平衡感覚障害 …………………………………89％
  筋肉のけいれん ………………………………80％
  ドライマウス …………………………………68％
  筋肉痛 …………………………………………68％
  頭痛 ……………………………………………68％
  咽頭痛 …………………………………………20％

 ジェソップ医師は、上記の鬱病患者は「反応性鬱病」であって「臨床的鬱病」ではなく、CFS（慢性疲労症候群）あるいはFMS（線維筋肉痛）を発症する前に、鬱病の医学的治療が必要だった患者は8％しかないと述べている。簡単に言うと、慢性の痛みや疲労が原因で鬱状態になっていたのである。したがって、同患者らの病状は鬱病の影響で生じたのではなく、原因そのものなのだ。

 さらに、ジェソップ医師は、1,324名の患者（平均年齢は39歳で75％が女性）の87％に酵母菌感染（舌あるいは口）を示す検査結果が出たと報告した。

 ジェソップ医師の患者の、CFS（慢性疲労症候群）あるいはFMS（線維筋肉痛）を発症する前の症状は次のとおり。

 ◎89％の患者が、CFS（慢性疲労症候群）あるいはFMS（線維筋肉痛）を発症する前から過敏性腸症候群の症状があった。
 ◎80％の患者が、CFSあるいはFMSを発症する前から、「常にガスがたまる」症状、つまり膨満感があった。
 ◎58％の患者が、CFSあるいはFMSを発症する前から便秘の症状があった。
 ◎40％の患者が、CFSあるいはFMSを発症する前から胸やけの症状を

訴えていた。
◎89％の患者が、子どものころに耳、鼻、喉の感染症を繰り返していたと報告していた。
◎40％の患者が、反復性の静脈洞炎の既往歴があった。
◎30％の患者が、CFSあるいはFMSを発症する前から反復性の気管支炎を患っていた。
◎20％の患者が、CFSあるいはFMSを発症する前から反復性の膀胱炎を患っていた。
◎90％の女性患者が、CFSあるいはFMSを発症する前から、PMS（月経前緊張症候群）を患っていた。
◎65％の女性患者が、CFSあるいはFMSを発症する前から、子宮内膜症を患っていた。
◎30％の女性患者が、CFSあるいはFMSを発症する前から、月経困難症を患っていた。
◎22％の患者が、それぞれの病気を発症する前から全般性不安障害を患っていた。
◎CFSあるいはFMSを発症する前から睡眠障害があった患者は1％だけだった。

ジェソップ医師は、患者の80％が、耳、鼻、喉の感染症、座瘡、あるいは尿路感染症を抗生物質で治療した経歴があったことを報告している。
また、同患者の60％に抗生物質に対する過敏性があると報告している。
ジェソップ医師がまとめた患者の徴候、症状、既往歴にざっと目を通しただけで、抗生物質が慢性的な酵母菌関連の病気に大きくかかわっていることが、はっきり分かる。酵母菌が患者の症状の主な原因であることは、ほぼまちがいないだろう。
酵母菌の薬物療法では以下の薬剤が使用される。

◎局部的な治療：クロトリマゾール
◎腸内の異常増殖：ナイスタチン

◎全身性疾患：フルコナゾール、イトラコナゾール

　上記の薬剤のほとんどは何らかの副作用があり、オーソドックスな治療法の最大の欠点を露呈している。つまり、抗真菌剤の使用中、あるいはその直後、酵母菌を抑制する体内の生態バランスを回復するための配慮がほとんどなされていないのだ。

　そのため当然ながら、抗真菌剤の投与が停止すると、ただちに酵母菌が再び異常増殖する。そして、このサイクルが繰り返されることになる。

抗生物質を用いずに異常増殖を防ぐには[9]

- ◎酵母菌異常増殖のサイクルを繰り返さないために、ニンニク、カプリル酸（ココナッツの木のエキス）、アロエジュース、甘草、ヒドラスチス、エキナシアなどのあらゆる薬草を、単体あるいは混合で使用して酵母菌への攻撃を3倍にする、斬新な治療法もある。
- ◎同時に、腸内で生存可能であることが証明されているコロニー形成能があるL. アシドフィルスとビフィドバクテリアの菌種を使って腸内フローラを補給する。これらの細菌は正常な状態ではカンジダ菌を抑制する役割を果たしているが、抗生物質あるいはステロイド剤を治療で使用すると通常、損傷を受ける[10]（☞用量などの利用方法については第9章詳述）。
- ◎加えて、低糖・高複合炭水化物を中心とする食事をし、培養（乳酸菌が生きている）乳製品を摂ることをすすめる。このような方法は一般的にかなりの成功を収めているが、酵母菌の異常増殖を抑制するためには6カ月以上かかる。
- ◎アルコールも、単糖とまったく同様に分解（代謝）されて、酵母菌に栄養分を与え、増殖を促進してしまうため、避ける必要がある。
- ◎糖分は発酵を促進する、言い換えれば酵母菌の活動を促進するため、糖分を控えた食事をすることが大切である。キクイモとタンポポの根から取り出したフラクトオリゴ糖（FOS）など、発酵を促進する働きがないばか

りか、酵母菌の活動を促進することなくビフィドバクテリアの活動を促進する甘味料もある。FOSは粉末状のものが健康食品店で手に入る。
◎患者によっては、酵母菌あるいはカビに関係する、あるいはそれらを含む食品（ブルーチーズなど）を、少なくとも数カ月はいっさい口にしない必要がある。なぜなら、体が酵母菌あるいはその副産物に敏感になっている可能性があるからだ。

3カ月間の基本的な抗カンジダ戦略

以下の方法は、できれば、適正な資格や免許を持つ医療専門家の監督下でのみ行うこと。

1. カプリル酸（抗真菌性のあるココナツのエキス）：1カプセルを毎食（1日3回）服用する。
2. ビオチン：500mcg（マイクログラム）を1日2回服用する。ビオチンはビタミンBの一種で、酵母菌が攻撃的な形態に変化する傾向を抑制するのに役立つ。
3. 高濃度のニンニク：1カプセルを毎食（1日3回）服用。抗真菌性と抗菌性がある。
4. パウダルコ茶：1日3〜4回飲む。
5. 次の3つのハーブのうちのいずれかを、個別に、あるいは組み合わせて服用する。
   - ヒドラスチス（ゴールデンシール）
   - バーベリー
   - エキナセア（パープルコーンフラワー）
   - 毎日3回服用すると、抗真菌、抗菌、免疫強化効果が得られる。
   - これらのハーブは、信頼できるハーブ店か健康食品店で購入し、商品の使用説明書に従って服用すること（☞各ハーブの詳細については、第6章参照）。

・注意：
　他にも数多くの抗真菌性物質が入手可能であり、場合によっては上記にあげたハーブより効果的なものもある。上記のプログラムは通常、数カ月継続すると効果が得られる。

●腸内フローラ（細菌叢）の再増殖を促進する

◎高品質のアシドフィルスとビフィドバクテリア（粉末あるいはカプセル）を食間（毎日3回）に、1カプセルずつ、粉末の場合はティースプーン1/4〜1杯ずつと、L.ブルガリカスを第9章に記載する方法で服用する。

◎総合的な栄養補助剤も便利である。少なくとも主な栄養分の1日あたりの推奨量が摂取できるよううまく調合された、酵母菌を含まない、低アレルギー誘発性の、マルチビタミンあるいはマルチミネラルを服用する。

カンジダ菌に対抗するための食事法

◎よく噛み、ゆっくり食べて、食事と一緒に飲み物を飲みすぎないこと。

◎毎日3回の少量の食事と、可能な時間帯に取る2回の軽食（糖分の多い食物を避ける）、あるいは、食間（毎日2回）に広範囲のアミノ酸コンプレックスを3〜5g服用する。

◎食事に生姜、シナモン、ニンニク（その他、オレガノなどの芳香性のあるハーブ）をできる限り豊富に取り入れる。これらのハーブにはすべて抗真菌性があるほか、その大半に消化を助ける作用がある。

◎腸の機能を助けるために、亜麻仁を1日あたりテーブルスプーン1杯以上、定期的に（毎日同じ時刻に）服用する。水と共に飲み込み、噛まないで服用して軟質繊維を与え、腸内容物の排出を助ける。

◎できるだけ精糖を避ける。また最初の数週間は、甘味の強い果物も避ける（メロン、甘いブドウなど）。熟成させたチーズ、ドライフルーツ、その他明らかに酵母菌でつくった、あるいは酵母菌を含む食品をいっさいとらないこと（感作を避けるため）。

◎カフェイン（コーヒー、紅茶、チョコレート、コーラなど）を避ける。カフェイ

ンは糖分を放出するため、酵母菌が増殖している場合は好ましくない。
◎アルコールを控える。
◎できれば、パンなど製造過程で酵母菌を使用する食品、あるいはカビを含む食品など、酵母菌を使った食品をいっさい控える。

このプログラムを行うと、酵母菌の「個体数の激減」により、ヘルクスハイマー反応が生じるため、最初の1週間は気分が悪くなる場合もある。この症状は自然におさまるが、深刻かつ長期にわたって酵母菌関連の症状がある人は、個体数の激減に対する反応の強さを減少させるために、抗カンジダプログラムをはじめる1週間程度前に、多量のプロバイオティクスを補給することを検討するとよいだろう。

まとめ

◎抗生物質は、程度の差はあるが、健康（そして生命）を支える腸内フローラ（細菌叢）にダメージを与える。
◎日和見性のある酵母菌（そしてその他の有害な微生物）は、それらを抑制していた良性の細菌が弱まった、あるいは死滅して空いた場所にコロニーをつくる。
◎酵母菌（そしてその他の有害な微生物）は、腸の内壁の健康状態を損ない、有害な毒素やたんぱく質を血流まで通過させてしまう。
◎免疫システムがこの攻撃に対処する際に、あらゆる症状が現れる。
◎このような事態が起こる可能性を減らす、また、このような事態が起こってもダメージを改善する、安全かつ効果的で、実効性が証明された戦略が存在する。
◎成人にも子どもにも、酵母菌が異常増殖する危険性を予防する、あるいは転じるチャンスがある（☞第9章と10章参照）。

第8章
抗生物質、腸内フローラ（細菌叢）、病気

　前章でも触れたように、ジェソップ博士の研究成果をまとめた患者の症状の調査結果から、抗生物質が一因となって発症する病気の種類を知るための、強力な手掛かりが得られる（以下にもう一度掲載する）。同調査によると、患者1,300名のうち80％以上が長期的に、あるいは繰り返して抗生物質を使用した経験があり、60％が抗生物質にアレルギーを持っていた。また大半の患者に重度の、あるいは難治性の腸疾患があり、ほぼ常に酵母菌の異常増殖（重複感染）が発生し、それに関連して疲労、筋肉痛、アレルギー体質などの多数の症状を抱えていた。なかでも顕著な症状は、次のとおりだった。

慢性疲労 …………………………………… 100％
手足の冷え ………………………………… 100％
記憶力の低下 ……………………………… 100％
頻尿 ………………………………………… 95％
鬱病 ………………………………………… 94％
睡眠障害 …………………………………… 94％
平衡感覚障害 ……………………………… 89％
筋肉のけいれん …………………………… 80％
ドライマウス ……………………………… 68％
筋肉痛 ……………………………………… 68％
頭痛 ………………………………………… 68％
咽頭痛 ……………………………………… 20％

さらにジョセップ博士は、患者が慢性疲労や筋肉痛（線維筋痛症）で博士の診察を受ける前から、主に次のような症状を抱えていたと記録している。

PMS（月経前緊張症候群）	90%
過敏性腸症候群	89%
耳、鼻、喉の反復性の感染症の既往歴	89%
膨満感とガス	80%
子宮内膜症	65%
便秘	58%
胸やけ	40%
反復性の静脈洞炎	40%
反復性の気管支炎	30%
月経困難症	30%
反復性の膀胱炎	20%

このように、ジョセップ博士の患者の既往歴には、消化管の疾患が非常に多いことがわかる。前章で確認したように、消化管は明らかに、さまざまな抗生物質の多くから容易に攻撃をしやすい標的なのだ。

消化管の良性のフローラ（細菌叢）の個体群が、毒素、高脂肪または糖分の高い食事、抗生物質により、いったんダメージを受けると、それに対処しようとする肝臓の毒性が高まるなど、消化管の機能に関連して幅広い症状が起き得る。

以下に論じる症状は、抗生物質が健康に与える深刻な、あるいは一般的な影響をまとめたものである。ただしこの調査は、良性の細菌が関与することの多い正常な機能と、抗生物質の効果の相互作用にスポットライトを当てることを目的とする簡単な調査であり、十分に包括的なものではない。

肝臓疾患

良性の細菌は、腸を解毒することによって肝臓の解毒作用を助けているた

め、腸内フローラ(細菌叢)がいったんダメージを受けると、肝臓に過剰な負担がかかることがある(☞第7章参照)。本書はここまでに、どれほど多くの抗生物質が肝臓疾患に関連するか、そして必要な注意は何かについて論じてきた(☞第4章参照)。多くのケースで、肝臓の損傷やそのリスクが増大する最大の理由は、正常フローラの弱体化と、対応を迫られた肝臓が負担する毒性の増加の結果であることはまちがいない。

症状がいかに重篤な場合でも、フローラの修復が肝臓機能を助けることは明らかである(☞これに関するガイドラインは、第9章と10章参照)。

この事実は、重篤な肝硬変や肝炎の患者(一部子どもも含まれる)に関する多数の調査報告書が証明している。それらによると、ビフィジス菌の補給(たった7～10日間の補給ですむ場合もある)やビフィジス菌の生成を促進する食事(☞P.165の第7章に掲載する良性の細菌を助ける食事を参照)が、血中のアンモニアその他の毒素(フェノールなど)のレベルを、ほぼ正常な数値に至るまで劇的に減少させて、多くの患者の回復あるいは安定につながっているという[1,2]。

💊 座瘡(にきび)

一般的な皮膚疾患である座瘡にも抗生物質が処方されることが多く、それによって深刻かつ長期的な影響が発生することがある。ジェソップ博士が調査報告書で述べているように、同博士の患者を病気にかかりやすくさせている大きな原因は、抗生物質の使用である。

マーク・ラッペ教授は、皮膚の上に存在する膨大な数の無害な細菌、プロビオン酸菌が、座瘡の原因とされていると報告する(同教授によれば、それは間違っている)[3]。

ラッペ教授は次のように述べている。

「この細菌(プロビオン酸菌)には、テトラサイクリンが非常によく効く。テトラサイクリンとは、抗生物質による座瘡の治療を支持する人びとが

賞賛する薬剤である。しかし残念ながら、彼らの同胞たるテトラサイクリンが投与後に減少するにしたがって、耐性を即座に獲得したブドウ球菌が、急速にその後を埋めていく。さらに他の細菌、特に皮膚上で黄色ブドウ球菌に対する防衛前線にあるミクロコッカス・ルテウスが(テトラサイクリンによって)死滅し、前線から離脱するため、抗生物質耐性ブドウ球菌が異常増殖する可能性が高まる」

少数意見を狂信的に支持する偽医者ではなく、非常に評価の高いイリノイ医科大学の教授であるラッペ教授は、(1979年発行の英国の主要な医学雑誌「Lancet」を引用して)テトラサイクリンに頼る治療法が「古臭くて、いいかげん」だと断じている。

さらに1980年発行の「Journal of the American Medical Association」に掲載された、以下の3通りの座瘡治療法の実験報告書に言及している。

1 16週間にわたって、テトラサイクリン系抗生物質と皮膚の洗浄剤を使用する。

2 テトラサイクリンと、皮膚上の脂肪酸を減少させる薬剤、トレチノインを16週間にわたって使用する。

3 16週間にわたって、脂肪酸を減少させるトレチノインと、鎮痛用の軟膏(ベンソイル・ペルオキシド)を使用する。

実験の結果、抗生物質を使用しない方法(3番目の治療法)が、抗生物質を使用した他の方法と同程度かそれ以上に、座瘡を順調に回復させた。また、テトラサイクリンがもたらす体内環境の破壊も起きなかった。

もちろん、まったく薬剤を使用せずに座瘡を治す他の方法もある。とりわけ栄養療法は非常に有効である。

・**食事療法**：
　◎まず、糖分をはじめとする炭水化物を減らし、たんぱく質を摂取推奨量1日90gを下回らないよう増やす必要がある。

◎深刻な痤瘡を治すには、腸の健康が不可欠である。バルチモアで行われた実験では、乳酸菌を補給するだけでも症状がかなり改善されることが明らかになった。この実験では300件を超える症例で1日3回、L.アシドフィルス(乳酸菌)とL.ブルガリカス(☞第9章参照)を補給した。実施期間は2週間〜3カ月まで幅広いが、終了後80%の患者が治療に成功したと報告、そのうち半数が「素晴らしい」変化が、残りの半数が「まあまあの」改善が見られたと証言している。

◎プロバイオティクスの補給による変化は他に無かった。後述する食事法を組み合わせれば、はるかに良い結果が得られることが予想される。

◎研究により、ヨウ素が痤瘡の症状を悪化させることが判明しているため、痤瘡患者はこれを含む食物(海草など。ケルプ錠も含む)を控えるべきである。

◎動物性脂肪は厳しく制限すべきである。一般的な害以外に消化管の疾患も引き起こし、良性の細菌にダメージを与えるからだ。

◎体が炭水化物にうまく対処できるように、クロムの補給が必要な場合がある(1日400mcgが推奨用量)。クロムは血中糖度を安定させる働きがある。血中糖度の安定は、悪性の細菌や酵母菌の異常増殖の予防に非常に重要な働きをする。

◎多量のビタミンAの服用にも効果があるが、多量の服用は監督者がいない場合は行うべきではないため、セルフヘルププログラムの一環としての利用は推奨できない。監督者が不在の場合は、1日2万iuまでの服用が安全である。

◎亜鉛は、他の多くの皮膚疾患と同様に、痤瘡の治療にも有効である。亜鉛は局部的なホルモンの活性化や、ビタミンAの作用のコントロール、傷の治癒、組織の再生に関与している(1日20〜40mgが推奨用量である)。

◎亜鉛と共にビタミンB_{16}も必要である。両者は身体機能の多くで共同で作用するからである。特に月経前や月経中に痤瘡が悪化する場合は、1日100mgのビタミンB_{16}の摂取が望ましい。

◎ビタミンEとセレニウムは痤瘡に影響を及ぼすため、食事に加えて定期的に補給することが推奨されている(それぞれの推奨用量は、ビタ

ミンEが400iu、セレニウムが200mcgである)。
◎第7章で述べた「カンジダ菌に対抗するための食事法」と同様に、食事の改善と共に乳酸菌の服用と栄養補給が望ましい。

座瘡とストレスの軽減

フロリダで、深刻な座瘡を患うティーンエイジャーを対象に実験を行ったところ、定期的にリラクゼーション効果のある運動を行うと、座瘡の発病率が劇的に減少することがわかった。この若者らは3カ月以上、簡単なリラクゼーション法を実践しただけで、定期的に医学的治療を受けていた人よりもおおむね良好な結果が得られた。その後1年間追跡調査した結果、リラクゼーション運動を続けた人(1日15～20分)は、症状の改善が続行し、運動をやめた人は再発していた。興味深いことに、ストレスが非常に強いと消化器官の循環や消化酵素が影響を受けて酸が発生し、腸の正常フローラ(細菌叢)が深刻なダメージを受けることが明らかになっている。

高コレステロール症

腸に常在する良性の細菌は、腸における胆汁やコレステロールの分解に大きな役割を果たしている。

良性の細菌は、健康な時は正常な活動の一環としてこの役割を果たしている。良性の細菌がもっとも嫌がる抗生物質の過剰な使用や、糖分や脂肪が多い食事のせいで機能が低下すると、リサイクル作用や解毒作用が十分に行えなくなる。ヨーグルトはラクトバチルス(乳酸桿菌)やビフィダスという細菌を供給する自然食品で、定期的に摂ると(特に低脂肪で生菌が含まれている場合)、高コレステロール値を下げる効果が得られる。これはヨーグルトが良性の細菌の活動を促進することにより、症状を改善するためだと考えられる[4]。

ある種のコレステロール値が高すぎると、健康が脅かされることは明らかだが、コレステロールは体内のすべての細胞の一部分として潤滑剤のような働きをするため、これがなくては生きていけない。腸の中に生きている良性の細菌は、エストロゲンなどのホルモン（これについては後述する）や、必要不可欠な物質であるコレステロールなど、腸内に流れこんだ多数の重要な物質を分解、変化させる優れた能力を持っている。

　良性の細菌が果たす、この優れた機能を初めて明らかにしたのは、1979年に行われた調査研究で、健康で心臓や胆嚢の疾患の既往歴がない54名のボランティア（そのうち24名が男性で30名が女性）が12週間に渡って調査された。期間中、対象者は一定量の牛乳かヨーグルトを飲んだ。それと同時に、別のボランティアのグループも食事に加えて牛乳かヨーグルトを補給するほか、ラクトバチルス（乳酸桿菌）・ブルガリカスとサーモフィルスの生きた培養菌を摂取した（☞ヨーグルト培養菌については第9章に詳述）。

　この調査でおそらくもっとも重要な発見は、生菌が入ったヨーグルトや培養菌を飲んだ人のコレステロール値が劇的に減少したことや、その減少が飲用後たった7日で現れたことである。

　また、血中のコレステロール値が健康な値に近づいただけでなく、新しいコレステロールの生成も減少した。これは、胆汁とともに腸に届いた古いコレステロールを再生することができたからである。肝臓や胆嚢に疾患がある人、コレステロール値が高い人、あるいは単にコレステロール値を健康なレベルで維持したい人は、生きた乳酸菌が入った低脂肪のヨーグルトを日常的に食事に取り入れるほか、第9章に概説するように、良性の細菌を補給することを検討して欲しい[5,6]。

　良性のフローラ（細菌叢）が抗生物質その他によってダメージを受けると、コレステロール値に影響を及ぼすことは明らかである。上記のリサイクルのプロセスは、フローラが健康でないと機能しない。抗生物質が過剰に、あるいは不適切に使用されるとフローラの健康は保てない。

更年期障害と月経障害

　ジェソップ博士がまとめた患者の主な症状のリストをもう一度見てみると（☞第7章と本章の冒頭参照）、患者の大半が抗生物質の過剰使用の経験があり、大半が女性で、その女性のほとんどが酵母菌の異常増殖とともに月経や閉経に伴う不調を訴えていることが分かる。

　これまでに述べたように、良性の細菌は、正常に機能し、抗生物質によって死滅させられなければ、正常なコレステロール値の維持に大きな役割を果たす。

　同様に、良性の細菌は腸に入り込んだ女性ホルモン（調査より現在は男性ホルモンも含まれることが分かっている）を「ふるい」にかけ、血流に戻している。

　つまり、腸内フローラ（細菌叢）は、エストロゲン、プロゲステロン、アンドロゲンなどのホルモンの値に大きな影響を与えるのだ。米国の研究者らは、この影響がどれほど強力かを次のように明らかにしている。

　ゲーリー・サイモンズ博士とシャーウッド・ゴルバッチ博士は、「複数の調査で、循環エストロゲン（女性の性ホルモン）のおよそ60％が胆汁に排出されることが分かった」と報告している。彼らの報告によると、エストロゲンはその後、腸内ミクロフローラによって「処理」され（正常に機能している場合）、健康な個人であれば97％のエストロゲンが再生（再結合）して、体内に戻されるという[7]。

　この重要な機能に抗生物質が影響を与えることは明白で、抗生物質使用後に膨大なエストロゲンが喪失することが確認されている。両博士は、抗生物質（アンピシリン、ペニシリン、クロラムフェニコール、スルファメトキシピリダジン、ネオマイシンなど）が投与されると、エストロゲンの再生プロセスが著しく破壊され、尿や排便で排出されるエストロゲンの量が、正常時の60倍にまで増えることを明らかにしている。

さらに両博士は、別の女性ホルモンであるプロゲステロンの体内リサイクルにも、抗生物質が「類似するが全く同じでない」影響を与えるほか、アンピシリンなどの抗生物質を男性に投与すると、便に排出される男性ホルモンが劇的に増加すると報告している。
　この場合、女性（アンドロゲンの場合は男性）の健康にはどのような影響があるだろうか？
　研究報告書は、いくつかの重要な影響が確認されたと報告している。

- ◎ホルモンバランスの崩壊により、不正出血が起きる。
- ◎抗生物質が良性の細菌を破壊することにより、避妊用ピルに含まれるホルモンの作用が阻害され、妊娠を招く。
- ◎上記に加えて、骨粗しょう症やさまざまな月経障害や更年期障害など、ホルモンのアンバランスによって現れる、広範囲に渡るホルモン関連障害が起こる。
- ◎簡単に言うと、抗生物質は腸内フローラにダメージを与え、ホルモンのリサイクルを妨げるため、カルシウムが過剰に失われて骨がどんどんもろくなり、簡単に骨折する可能性が高くなるほか、月経障害や婦人病の原因となったり、その症状を悪化させたりする。

　第9章で概説するように、これらの障害はすべて、腸内フローラを正常化することで改善できる。

強直性脊椎炎[8]、関節リウマチ、その他の自己免疫疾患

　これらの疾患はすべて、「勘違い」から発生しているようだ。つまり、いずれの病気も自己免疫疾患に属するもので、原因ははっきりしないが、勘違いにより自分自身の一部に攻撃をはじめてしまうことが原因なのである。

熱心に研究が続けられた結果、腸の正常フローラ（細菌叢）がダメージを受け、それを受けて特定の細菌が異常増殖し（☞酵母菌の異常増殖については第7章参照）、もっとも重要な現象として、特定の細菌のたんぱく質の「組織の型」が、本人の組織の型と非常に似ていると、免疫システムが自分の組織を外部から侵入した細菌と勘違いして、自分を攻撃してしまうことが明らかになった。

　強直性脊椎炎（AS）を発症すると、脊椎や骨盤の関節がゆっくりと溶け出して、いわゆる「竹様脊柱（bamboo spine）」となり、患者は猫背で硬直した状態になってしまう。

　この病気の原因菌はクレブシエラと考えられている。クレブシエラは通常、腸にごく少量生息するものだが、ASを発症した患者の腸には大量に生息する。また、AS患者の98％の組織の型はB27型であるが、これはクレブシエラの細胞のたんぱく質の型でもある。

　ロンドンのキングス・カレッジのアラン・エブリンジャー博士は、クレブシエラとASの相関関係を明らかにし、クレブシエラを抑制するための食事法について調査することを決心した。同博士は次のように説明する。

　　「クレブシエラは、澱粉質（炭水化物）を多く含んだ食事によって増加する。米、ジャガイモ、小麦粉などの、澱粉質の多い炭水化物の摂取をやめると、腸内のクラブシエラの数が減り、それに伴って炎症の原因菌に対する抗体の生成も減少する」

　患者は、パン、パスタ、各種シリアル、米、ジャガイモ、甘い食べ物をやめるよう指示を受ける。果物、野菜、卵、チーズ、魚、肉は、好きなだけ食べてもよい。

この食事療法に効果はあるのか

　この病気は通常、進行性であるが、実験に参加した最初の200名の患者の疾患過程は停止した。

さらに、現在までに、最も破壊的で麻痺を伴う深刻な関節炎、関節リウマチ(RA)の患者にも類似する関連性が確認された。

RAを患う人の組織の型は、プロテウスという細菌と同じHLA-DR4であることが多い。プロテウスは、大半のRA患者の腸から大量に発見されるものである。また、患者の多くに、プロテウスによる膀胱炎を患って抗生物質で治療した経験があることは注目すべき点である。

理にかなったASの食事療法と違い、研究者らは強力な抗生物質で細菌を破壊する治療法を推奨している。そもそも、この病気がなぜ発症したかを考えれば、この治療方法は奇妙に思われる。

ここでもう一度、腸内環境がどのように変化するか確認できる。おそらく抗生物質によって細菌が異常増殖すると、その特殊な状況が自己免疫による身体に対する攻撃を誘発するのだ。

また、強直性脊椎炎の例を考えてみても分かるように、簡単な食事療法によって疾患過程は抑制できる[9]。

女性に多い大腸菌による膀胱炎の食事療法[10]

ここで、抗生物質が原因で起こる病気ではないが、ジェソップ博士の研究報告書にあるように、抗生物質治療を行っても効果がない、あるいはかえって反復性の症状を招くなど、抗生物質があらゆるマイナス影響を与える症状について検証する。

また、1976年に英国リバプールにあるセフトン・ホスピタル(Sefton Hospital)の医師たちが考案した食事療法についても検証する。この医師らは、通常は腸に生息する大腸菌が原因で、膀胱炎を繰り返す女性を治療するための食事療法を提案した(第7章に詳述する食事療法と類似する)。

同医師らは次のように報告している。

「尿路感染症が腸内細菌によって発症すること、そして尿路に細菌のコロニーが形成されている場合は、大腸（大腸菌）が感染の原因であることは明白である。たとえば入院患者の尿から検出された大腸菌と同じ菌株が、大便からも検出されている」

調査を受けた女性は、頻尿あるいは失禁、つまり膀胱の機能を時々コントロールできなくなる症状を持っていた。それまでに抗生物質を繰り返し投与されたが効果はなく、かえって酵母菌の活動が著しく増大したことにより、膀胱の症状が悪化していたことはまちがいない。

これについて研究者らは次のように述べている。

「抗生物質は症状をやわらげることはなく、投与の停止と共に再発を引き起こす。また抗生物質の投与後に、耐性菌の出現や中毒作用によって合併症が起こったり、モニリア性（酵母菌）感染症が発症したりする」

また、報告書は、尿路感染症の苦痛は大きいが、食事療法に総じて効果があると報告している。この食事療法は、精製炭水化物（砂糖、アルコール、白パンなど）を減らすことにより、病原菌を「飢えさせる」ことを目的としている。推奨されている主な内容は以下のとおりである。

◎精製炭水化物を減らす（糖分を摂らない、繊維質を多く含む食事を心がける）。
◎殺菌薬（ヨウ素をベースとする）を患部に投与する。
◎治りにくい症状の場合、特に抗生物質の使用後に酵母菌が異常増殖した疑いがある場合、ラクトバチルス（乳酸桿菌）と（あるいは）ヨーグルトを摂取すると効果があるという報告がある。
◎ビデあるいはシャワーで患部を洗浄すると、回復を促進できる（患部を拭くタオルは定期的に煮沸消毒しなければならない）。

上記はとても簡単で、非常に効果的な療法である。また、食事に関しては、第5章に記載した比較的複雑な抗カンジダ食事療法と明らかに類似点がある。さらに、医師たちは次のように報告している。

　「この治療法を紹介した当初、頻尿や排尿障害を繰り返していた看護士や医者の妻の多くは、懐疑的だった。しかし彼女たちは現在、この治療法の熱狂的な宣伝者となっている」

　慢性的な膀胱炎の治療には、次のような補足的食事療法が紹介されている。

◎クランベリージュースを飲む。このジュースは、原因菌が膀胱（あるいは尿道）の壁に付着する能力を減少させる。同時に大量の水を摂取すると、文字どおり患部から細菌を洗い流すことができる。店頭で、もっともよく目にするクランベリージュースには糖分が多いが、推奨するのは糖分が入っていないものにかぎられる。たいていの健康食品店で、カプセルか粉末のフリーズドライのクランベリージュースが手に入るので、それを利用すると安心だろう。ティースプーン1杯（カプセルの場合は数個）を1日2回飲むと、難治性の膀胱炎のほとんどが急速に回復に向かう。
◎多量のビタミンCの補給。ただし推奨されるビタミンCの種類は、尿の相対的な酸性度によって異なるため、ここでは詳細に触れないことにする。興味のある人は、資格のある自然療法士か、栄養剤に精通した人に相談すること。
◎153名の年配の女性を6カ月間にわたって調査研究した結果、「クランベリージュース療法（1日300ml）は、年配女性の細菌尿症や膿尿症の発症率を引き下げる」ことが分かった[11]。また、ブルーベリーのエキスにも同様の効果があることが分かっている[12]。

座瘡、骨粗しょう症、あるいは強直性脊椎炎を調査しても、膀胱炎あるいはコレステロール値を検証しても、背景に腸内フローラの健康と抗生物質の過剰使用の関連性が浮かび上がってくる。

　もちろん、この関連性をすべての症例で確認できるわけではないが、かなりの数の症例でその可能性がある。

　では私たちは、抗生物質の使用をやめるべきだろうか？　もちろんそうではない。しかし、正しく使用するとしても、控えめに、慎重に、そして抗生物質は命を助けると同時に、ダメージを与えることを念頭において使用すべきである。

　このダメージや、それによって連鎖反応的に発生する問題を軽減する手立ては、次のように多数存在する。

◎優れた役割を果たす腸内フローラの状態に十分に気を配る。
◎良性の細菌がダメージを受けた際は、腸内フローラを再生する。
◎免疫機能を強化し、細菌その他の病原菌を弱体化させるために、食事療法、ハーブ薬その他の安全なテクニック(☞第5章と6章参照)を利用し、さらなる疾患を引き起こさないようにする。

胃と十二指腸の潰瘍

　1983年、70％以上の胃潰瘍の原因がヘリコバクター・ピロリという細菌であることが分かった。この細菌は胃や十二指腸の内壁に入りこんで炎症を引き起こし、それが胃炎となり、最終的には胃潰瘍となる。標準的な治療では、強力な制酸薬に複数の抗生物質(メトロニダゾール、テトラサイクリン、アモキシシリン、クラリスロマイシン、アジスロマイシンのいずれか)を組み合わせて投与する。通常はこの方法で効果が得られるが、抗生物質治療に一般的なマイナス影響も引き起こす。また、現在、多くの患者のヘリコバクター・ピロリには抗生物質に対する耐性がある。世界保健機関が、現在、ヘリコバクター・ピロリを胃ガンの主な原因のひとつとしてみなしているのも憂慮すべき事実だ。

これまでに、クランベリー、ニンニク、シナモン、タイム、リコリスを使用した代替療法が試された。いずれもヘリコバクター・ピロリをある程度抑制することができる。しかし、最も効果的な代替療法は、古代ギリシャの治療法にあった。天然のチューインガム、マスティックである。マスティックガムは、地中海地方、主にギリシャの島であるキオスに自生する小型の常緑樹、マスティック (pistacia lentiscus) の樹液である。マスティックは、古代ギリシャ・ローマ時代から消化不良の治療薬として使用されており、数々の古代の医学書に登場する。現代の調査研究[13, 14]では、1〜2gのマスティックをサプリメントとして数週間だけでも毎日服用することにより、潰瘍患者の約3/4の潰瘍が改善し、ヘリコバクター・ピロリを完全に不活性化することができた。これは、原因菌が抗生物質に対する耐性を獲得した場合でも同じ結果が得られた。

　その他の調査で、マスティックガムは黄色ブドウ球菌や大腸菌 (Escherichia coli)、さらには歯垢の原因となる細菌など、他の細菌の成長を抑制できることが分かっている。英国では、サプリメント用のマスティックガムの粉が手に入る (Mastikaとして販売されている)。

第9章
プロバイオティクス
抗生物質を使用しなければならない時

　良性の細菌は「プロバイオティクス」とも呼ばれている。これは文字どおり、「生命の益になるもの」という意味がある。これに対して抗生物質（アンチバイオティクス）には「生命の害になるもの」という意味がある。

　抗生物質使用によって起こる多くの現象の中でも、消化管に生息する良性の細菌にダメージを与えることは、もはや間違いないといってよいだろう。抗生物質が健康を損なう危険性ははかりしれない。

　それでも抗生物質による治療を受けざるを得なくなった時、実際に行うことができる最も大切な対策は、その治療を終わらせたら、積極的かつ十分に良性の細菌（腸内「フローラ（細菌叢）」）の再増殖を図ることである。

　私たちは、良性の細菌なくしては生きていけない（☞良性の細菌の働きについては第2章と第7章に掲載した「まとめ」をもう一度参照）。良性の細菌の効果が最高の状態でない時（抗生物質による治療後など）、それに関連するあらゆる健康障害が発生する[1]。

　本書はここまでに、主な良性の細菌を紹介し、その利点と、弱体化する原因と、弱体化が健康にどのように影響を与えるかについて検証した。本章では、良性の細菌の健康をどうすれば維持（あるいは回復）し、私たちの命に欠かせない役割を果たし続けさせることができるかを考える。したがって本章の主な目的は、私たちの体内に生息し、私たちのために機能し、その生命が私たち自身の生命と密接に関係するプロバイオティクスを、どうすれば助けることができるかを学ぶことにある。

これが善玉菌だ[2]

　良性の細菌が与えてくれる利点と、ダメージを受けたときに起こりうる健康障害について検証する前に、もう一度簡単に、個々の良性の細菌について確認したい（☞基本的な機能については第2章記載）。

- **ビフィドバクテリウム・ビフィダム**：腸に住んでいる。その数は小腸より大腸（結腸）に多い。膣にも存在している。
- **ラクトバチルス・アシドフィルス**：主な生息場所は小腸である。口や膣にも存在する。
- **ビフィドバクテリウム・ロンガム**：ヒトの腸や膣の常在菌である。その数は小腸より大腸に多いことが確認されている。母乳栄養児の体内で他のビフィジス菌と共に優勢を占める菌である（ミクロフローラの99％を占める）。青年期や成人期になっても、大腸で優勢を占めるのはビフィジス菌である（健康状態が良好な場合）。
- **ビフィドバクテリウム・インファンティス**：乳幼児の消化管の常在菌である（少数だが膣や小腸にも存在する）。腸におけるその数は、人工栄養児より母乳栄養児が圧倒的に多い。
- **ラクトバチルス・ブルガリカス**：ヒトの体にすみつかない「通過菌」である。食料（たとえばヨーグルト）を通じていったん体内に入ると、排泄されるまで数週間残って有効な働きをする。たとえば、乳酸菌やビフィジス菌などの主な常在菌が腸の内壁に付着して、腸の洗浄や保護の役割を開始するのを助ける。

◎**ストレプトコッカス・サーモフィルス**：ヒトの腸の通過菌（非常在菌）で、L.ブルガリカス（☞上記参照）と共に、ヨーグルト培養菌であるほか、一部のチーズにも見られる。

◎**ストレプトコッカス・フェシウム**：ヒトの腸の常在菌で、ヒトの糞便のほか、一部の植物や昆虫で見受けられる。

さらに、次のような（有効な）ラクトバチルス（乳酸桿菌）が消化管に存在するのが確認されている。

腸の通過菌：L. カゼイ、L. プランタルム、L. ブレビス、L. デルブリュッキ、L. カウカシクス（L. ケフィアとして知られている）、L. サリバリウス－口と消化管の常在菌。

◎**ストレプトコッカス・ファエカリス**：ヒトの腸の常在菌で腸球菌として知られている。ヒトの糞便のほか、一部の植物や昆虫で見受けられる。毒性の物質を生成するため、悪性の細菌に変化する可能性がある。

以下に、良性の細菌が「健康な状態にあるとき」[3, 4, 5]、体にどのような恩恵を与えるかについてまとめる。

◎乳糖分解酵素であるラクターゼを生成し、乳製品の消化能力を改善する。
◎消化機能を全体的に促進し、食物の栄養を消化吸収する身体能力を改善する。
◎腸の機能を改善する。良性の細菌が不健康だと、腸の通過時間（食物を分解して不要物を排出するまでの所要時間）がはるかに長くなる。
◎一部の菌株は、天然の抗生物質を生成して侵入する細菌を破壊することができる。
◎一部の菌株には抗腫瘍効果がある。
◎腸を解毒する働きにより（たとえばアミンの形成を妨げるなど）、発ガン性物質形成の抑制を助ける。

◎器官のコレステロール値を引き下げ、心臓や循環器の健康を脅かす過剰なコレステロールを減少させる。
◎一部の菌株は、エストロゲンの再生を助け、ホルモンバランス全体を整えるほか、更年期障害を軽減する。
◎ビタミンB3、B6、葉酸、ビオチンなどのビタミンB群を生成する。
◎カンジダ・アルビカンスなど、悪性の働きをする可能性がある酵母菌を抑制し続ける。
◎乳酸を生成して、食物の消化能力を向上し、良性の細菌の環境を改善し、侵入する微生物にとって不利な環境をつくり出す。たとえば、食中毒を引き起こす微生物の大半を防御することができる。

善玉菌を脅かすもの[6, 7, 8, 9, 10]

(☞乳幼児への適用方法については第10章参照)

体内における良性の細菌の自然なバランスと個体数レベルは、次の要因によって乱される。

◎多量の薬剤投与。もっとも影響が顕著なのは、抗生物質、ステロイド剤(コルチゾンやプレドニゾンなど)、化学療法薬物
◎ストレス、喫煙、好ましくない食物の組み合わせその他、胃の不調を招くすべての要因
◎腸の正常な働きを遅くする(便秘)、あるいは速くする(大腸炎、下痢など)など、腸の正常な機能を変えるすべての要因
◎胃の中の正常な消化酸のレベルを減少させるすべての要因。ただし消化酸のレベルは、加齢と共にいずれにしても低下する(亜鉛が不足した場合にも低下する)。
◎悪性貧血(胃酸レベルの低下と関連性がある)
◎腸の中毒症状:慢性の便秘などに伴って発症する。
◎脂肪の多い食事
◎糖分の多い食事

◎喫煙
◎過度なアルコール摂取
◎精神的ストレス
◎環境汚染(農薬、石油化学製品、鉛、水銀、カドミウムなどの重金属など)
◎腸の内壁の損傷。大腸炎、限局性腸炎、憩室炎(けいしつえん)、クーロン病によって発生する。
◎放射線への曝露(X線を含む)
◎肝硬変などの肝臓疾患
◎免疫不全:感染症(HIVなど)あるいは薬剤(移植手術で臓器の拒絶反応を軽減するために使用される薬剤)によって発症する。
◎大半の慢性疾患

　有名な医学研究者であるレネ・デュボスは、良性の細菌を混乱させる最も重大な要素は、食事、ストレス度合、薬剤(抗生物質など)の使用であると主張している[11]。

腸内フローラの損傷が原因で発症する病気

・注意：
　人体の病気のほぼすべての要因が、腸の機能不全と関連している。したがって、以下のリストは、あくまでも一部の例にすぎない。

◎座瘡：一般的に腸の悪性感染症、つまり腸の不調、中毒症状をきたす症状が関連しており、プロバイオティクスの投与で軽減できる。

◎すべての食物関連のアレルギー症状：何らかの原因で発生した腸内フローラ（細菌叢）の機能低下が原因と考えられる。腸の粘膜が炎症を起こすと、腸は「漏れやすく」なり、アレルギー反応を引き起こす物質が血流に漏れるのを許してしまう。この「漏出性の」腸は、プロバイオティクスの補給で改善できる。また、その他の栄養補給、医学的治療、ハーブ治療も有効である。アレルギーは、腸内フローラのバランスが崩れた時に、一部の細菌が生産するヒスタミンが過剰になった場合にも悪化する。

◎特定の原因菌（リウマチの場合はプロテウス、強直性脊椎炎の場合はクレブシエラ）の異常増加が原因で発症する、関節リウマチ、ループス（狼瘡）、強直性脊椎炎などの自己免疫疾患（☞これらの病気の詳細については第8章参照）：これらの疾患の原因菌はすべて、腸内フローラの健康状態が良好であれば抑制できる。

◎膀胱炎：正常な腸内フローラがダメージを受けたり、上記のいずれかの理由で機能不全になった場合、膀胱炎になる可能性が高まる。

◎高コレステロール値：私たちは自分でコレステロールを生成する。食事から取り入れられるものは全体の約15％にすぎない。コレステロールは1種類の物質ではない。また「良い」形態と「悪い」（そして「非常に悪い」）形態がある。良性の細菌は、良い（高密度の）コレステロールを回収してリサイクルする働きをする。良いコレステロールは、この働きがなければ腸から排出されてしまう。

◎したがって、良性の細菌の健康状態が良好であれば、心臓と心血管系も保護されることになる（☞第8章参照）。
◎過敏性腸症候群（IBS）は、腸内フローラがダメージを受け、通常は良性の細菌が占めている領域で酵母菌あるいは他の細菌が異常増殖する事と関連している場合が多い。
◎健全な腸内フローラの解毒作用は、腸で形成される発ガン性物質を減少させる。腸内フローラの機能低下によって亜硝酸塩などの化学物質の形成を許してしまうと、ガンが発症する可能性がある。
◎IBSの原因となるカンジダ・アルビカンスの異常増殖は、口腔あるいは膣のカンジダ症の原因にもなる。腸内で起こっている事態に対処せずに、局部的な（口腔など）酵母菌感染の治療を行っても、短期的に酵母菌を抑制することにしかならない（☞第7章参照）。なおカンジダは、前述の腸管浸漏症候群の発症の原因にもなる。
◎慢性的な大腸の炎症である大腸炎は、良性の細菌の補給で改善することが多い。
◎慢性疲労症候群（CFS。英国ではMEとしても知られている）の多くは、腸の悪性感染症あるいはカンジダ症（あるいは両方）の既往歴が直接原因となることが分かっている。なお2つの感染症はいずれも正常な腸内フローラの弱体化と関連性がある。
◎正常なフローラが損傷を受けると、食中毒になる可能性が高くなる。正常に機能さえしていれば、乳酸菌やビフィジス菌が、大半の食中毒の原因菌を簡単に抑制できるからである。
◎肝臓疾患は良性の細菌によって改善する。良性の細菌は、この非常に重要な臓器にかかる毒素の負担を軽減するからである。
◎更年期障害。良性の細菌がエストロゲンを回収して再生するため（この働きがなければ排出される）、のぼせだけでなく骨粗しょう症などの危険な症状を最小限に抑えられる（☞第8章参照）。
◎フローラのバランスが崩れると、一部の細菌がティラミンという化学物質を過剰に生成し、偏頭痛の引き金となる。

◎線維筋痛症などの慢性の筋肉痛の多くは、腸の悪性感染症あるいはカンジダ症（あるいは両方）の既往歴が直接原因となることが分かっている。なお2つの感染症は、いずれも正常な腸内フローラの弱体化と関連性がある。

上記の病気の多くは、極度の苦痛、不安、鬱を伴い、その人の生活や通常の身体機能に著しい悪影響を与える。

プロバイオティクスにおける栄養のガイドライン

それでは良性の細菌が好むもの、好まないものは何だろう？
良性の細菌の健康状態を改善する、あるいはコロニーの形成（腸の内壁に付着する）や繁殖の能力を促進して、宿主である私たちが大いに恩恵を受ける食物や物質を、ビフィドジェニックフードという。

◎複合炭水化物：生野菜、豆類（レンズマメ、大豆など）、木の実、種、穀物（小麦、米、オート麦など）は、すべてビフィドジェニックフードである。これらは、良性の細菌がまさに必要とする栄養分を提供するため、非常に好まれる食物である。
◎ニンジン、ジャガイモ、トウモロコシエキスなども、ビフィジス菌の機能を助けることが分かっている特定の野菜である。
◎発酵乳製品：ケフィア、酸乳、カッテージチーズ、ヨーグルトなどは、乳酸菌やビフィジス菌にとって完璧なビフィドジェニックフードである。ただし、市販の乳製品の多くに残留する抗生物質が含まれていないことが条件となる。乳製品の原料となった家畜が「有機飼育」された、「放し飼いで育てられた」あるいは「化学物質を使用しなかった」ことを保証する畜産農家を追跡調査することは、可能だとしても費用と手間がかかる。山羊や羊の乳製品には通常（すべてではない）、化学物質が使

用されていない。また、豆腐や味噌などの大豆の発酵食品は、乳製品とほぼ同程度のビフィドジェニックフードである。
◎低脂肪の肉や魚は、良性の細菌にとって好ましい食品である。養殖された肉や魚には抗生物質が残留している可能性があるため、有機飼育された、あるいは、放し飼いの鶏肉などの肉、天然の魚を買い求めること。
◎牛乳から脂肪分を取り除き、亜麻油などの植物油に換えたものは、ビフィジス菌の機能を向上する。
◎ラクツロース：果糖と牛乳を温めて作ったガラクトースを結合したものも、ビフィドジェニックである。医者は患者の肝機能が低下すると、ビフィジス菌によって肝臓の負担を軽減するためにラクツロースを処方する。

　良性の細菌が好まないものとしては、主に精製炭水化物（砂糖、白小麦粉製品）や、高脂肪食品があげられる。また、ストレスが続くと、腸の生化学的変化、つまりホルモン、消化酸、消化酵素の生成に変化が起こるため、良性の細菌に悪影響を与える。
　以上をまとめると、ストレスを減らし、低脂肪、低糖の食品、高複合炭水化物、ヨーグルトや豆腐など優れた培養・発酵食品を中心とした食事をして、毒性や抗生物質が残留する食品を控えることが、良性の細菌にとって最善の環境をつくることになる。
　また、良性の細菌を大いに増加させるためには、L. アシドフィルス（乳酸菌）、ビフィジス菌、L. ブルガリカスなどの主なプロバイオティクス菌の補給も検討したい。

正しいプロバイオティクス製品の選び方

　プロバイオティクス製品を購入するときは、以下を確認してみよう（☞第10章の「乳児のためのプロバイオティクス・ガイドライン」も参照）。

- ◎混合物ではなく、1種類の良性の細菌を含む製品が望ましい。カプセルあるいは容器に複数の細菌が入っている場合、容器に細菌名だけでなく、含まれる各細菌の最低数が書かれていることを確認する。
- ◎容器に、細菌名がはっきりと書かれていることを確認する。ラベルに「乳酸菌」あるいは「乳酸を生成する細菌」などと、あいまいな記載が表示されている場合は購入しない。プロバイオティクスの名称は、たとえば、単に「ビフィジス菌」ではなく、ビフィドバクテリウム（属）ビフィダム（種）というように、属と種が記載されていなければならない。
- ◎1gあたり、あるいはその他の計測方法（ティースプーン1杯あたりなど）に基づいて、含まれる良性の細菌の数を保証する記載があることを確認する。
- ◎保証される細菌の数は、開封時の数であって、製造時の数でないことを確認する（「品質保持保証期限」がこの情報にあたる）。
- ◎ラベルは「コロニーを形成する個体数」、つまり、損傷した細菌の破片ではなく、「完全な」細菌の数を掲載していなければならない。
- ◎錠剤のプロバイオティクスは、絶対に買わないこと。錠剤を作る過程で、細菌のコロニー形成能力が著しく損なわれているからである。
- ◎ラベルには、細菌が「ヒト由来の菌株」あるいは「ヒトに適合する」と書かれていなければならない。
- ◎内容物を保護するため、容器は遮光ガラス製が望ましい。
- ◎プロバイオティクス製品は、粉末（水に溶かして摂取する）か、カプセルに入った粉末が最適である。液体あるいは錠剤のものは決して使用しないこと。

◎可能であれば、培養上清（当該微生物の培養液）も含む製品を入手する。培養上清は微生物に栄養分を与えるからである。製品に培養上清が含まれる場合は、ラベルにその旨が記載されているはずである。
◎開封後、冷蔵庫で保管しなければならないかどうかを確認する。優れた商品は通常、冷蔵保管の必要がある。
◎乳製品に対する過敏症の人のために調合されたプロバイオティクス製品は、製造過程でどのような培地を使用したかを明記している。通常は乳製品ではなく、大豆やニンジンその他の食品をベースに使用されているが、その食品にアレルギーがある場合は、培養された細菌も避けるべきである。

プロバイオティクス・サプリメントの一般的な保存／摂取方法

◎プロバイオティクス・サプリメントは、熱あるいは湿気にさらされなければ、かなりの長期間、効果を保つことができる。
◎すべてのプロバイオティクス・サプリメントは、冷蔵保存で最良の状態を保つことができる。
◎治療のために投与する場合は、液体やゼラチンカプセルは水分が多く、効果がすぐに損なわれるため避けるべきである。フリーズドライにした培養菌の純粋な粉末が、もっとも適している。
◎複数のプロバイオティクスを混合して粉末にしたものを、塩素処理していないぬるま湯に溶かして飲用すると、フリーズドライされた細菌が再生、再活性化しやすい。
◎急激に腸内環境に変化が起きるとガスが発生し、場合によっては不快感を伴うため、治療用の用量は段階的に増やすようにする。
◎最高の結果を得るためには、食事の30〜45分前の空腹時にL.アシドフィルス（乳酸菌）とビフィドバクテリウム（ビフィジス菌）・ビフィダムを摂取すると良い。
◎L.ブルガリカスは、食事と同時か直後に摂取するのがもっとも望ましい。

・注意：

　牛乳不耐症の人は、牛乳ベースの製品を摂取できない。単なる乳糖不耐症の場合は、牛乳ベースのL.アシドフィルス（乳酸菌）のサプリメントを使用しても、まったく問題ない場合が多い。実際に、L. アシドフィルスの代謝の副産物であるラクターゼの生成は、乳糖不耐症の軽減に効果があることが分かっている。もっと過敏な患者の場合も、牛乳を使用しないL.アシドフィルス（乳酸菌）・サプリメントを1～2カ月摂取すれば、牛乳ベースのサプリメントに耐えられる程度まで乳糖不耐症が改善する。

成人のための使用方法
（☞幼児のためのガイドラインは第10章参照）

　抗生物質を服用している場合は、治療中や治療後に以下のプロバイオティクス・サプリメントを摂るとよい。

1 L. アシドフィルス（乳酸菌）：食前にティースプーン1/2～1杯（あるいは1カプセル以上）を1日3回服用する。

2 ビフィドバクテリウム（ビフィジス菌）：食前にティースプーン1/2～1杯（あるいは1カプセル以上）を1日3回服用する。

3 可能であれば、プロバイオティクス・サプリメントと抗生物質は1日のうちの異なる時間に服用する。

4 抗生物質の治療終了後、1カ月間は治療レベルのサプリメント（上記1と2の用量）を続ける。

●**急性胃腸炎になった時**
　◎L. アシドフィルスとビフィドバクテリウム：それぞれティースプーン1杯（あるいはカプセル1錠）を、症状がおさまるまで1時間おきに摂取する。

●**慢性の便秘の場合**
　◎ラクトバチルス・ブルガリカス：1日2〜3回、食事と共にティースプーン2杯（あるいはカプセル2錠）を数週間摂取する。
　◎腸の機能が回復したら、L.アシドフィルスとビフィドバクテリウム・ビフィダムを、200ページに掲載されている健康維持のための用量に従って摂取する。

●**感染症の場合、あるいは白血球数を改善したい場合**
　◎L.ブルガリカス：1日3〜4回、食事と共にティースプーン2杯（あるいはカプセル2錠）を、数週間摂取する。
　◎2週間経過したら上記に加えて、L.アシドフィルスとビフィドバクテリウム・ビフィダムを、それぞれスプーン1杯（あるいは1カプセル）ずつ、1日3回、食前に摂取する。

●**カンジダ症の場合**
（☞カンジダ症のための食事とサプリメントについては第7章のアドバイスも参照）
　◆**経口投与**
　◎L.アシドフィルスとビフィドバクテリウム・ビフィダム：1日3回、食前にティースプーン1杯（あるいはカプセル1錠）を摂取する。
　◎L.ブルガリカス：1日3回、食事と共にティースプーン2〜3杯（あるいはカプセル2〜3錠）を、数週間摂取する。
　◎カンジダ菌の個体数の激減に伴う重度の症状が出た場合（☞第7章参照）は、いったん上記の用量を減らし、もう一度徐々に増やしていくこと。

◆ **局所塗布**

◎ 2L（00号）あるいは4S（0号）サイズのゼラチンカプセル（薬局で手に入る）に、L.アシドフィルスを充填する。10日間、就寝前に膣あるいは直腸に挿入する。

◎ 上記の代わりに、ティースプーンに山盛り1杯のL.アシドフィルスと、テーブルスプーン2杯の標準的なプレインヨーグルト（低脂肪や無脂肪ではないもの）を混ぜる。それを10日間、就寝前に膣あるいは直腸に挿入する。

◎ 注意：カプセルに前もって充填すると、ゼラチンカプセルの水分がL.アシドフィルスのコロニー形成能力を低下させてしまう。

◆ **洗浄**

◎ ぬるま湯に、ティースプーン1杯のL.アシドフィルスを混ぜる。よく混ぜて5分間放置する。もう一度混ぜる。これを毎朝、洗浄水として10日間使用する。

◆ **健康維持のための用量**

◎ L.アシドフィルス：1日1回、空腹時にティースプーン1杯（あるいはカプセル1錠）を摂取する。

◎ ビフィドバクテリウム・ビフィダム：1日1回、空腹時にティースプーン1/4杯の粉末を摂取する。

ベジタリアン、スポーツ選手、アフリカ系あるいはアジア系の人は、複合炭水化物の過剰な摂取（最初の2者の場合）や、古くから伝わる伝統的な食習慣（後の2者の場合）により、L.アシドフィルスよりビフィドバクテリウムが不足している。これにあてはまる人には、以下の用量を推奨する。

◎ ビフィドバクテリウム・ビフィダム：1日1回、ティースプーン3/4杯を摂取する。

◎ L.アシドフィルス：1日1回、ティースプーン1/2杯を摂取する。

抗生物質を服用しなければならない場合、適切な用量のプロバイオティクス（☞上記参照）と生菌の入ったヨーグルト（乳製品過敏症でない場合に限られる）に加えて、以下のサプリメント・ハーブを、治療中と治療後、少なくとも1週間は摂取することにより、抗生物質が引き起こすダメージを軽減することができる。

◎第6章に掲載した、免疫機能を助けるハーブのうちのひとつ、入手できれば特にエキナシアを、感染症の発症中に1日2回以上、3,500mgを摂取する。
◎第6章で論じたように、1日2～10gのビタミンCを摂取すると、免疫機能が向上する。ただし下痢をする可能性があるので注意すること（ただし、この場合の下痢は特に心配すべき症状ではない）。回復後も、最低1日2gのビタミンCの摂取を数週間続けること。
◎第5章で論じたように、免疫強化のための短期的な断食など、解毒法も検討する。ただし、断食の初心者は、自然療法士あるいは、適切な資格を有する栄養専門家からのガイダンスを得ること。
◎適量の水分摂取が重要である。少なくとも1日10カップの水を飲むこと。

自分の免疫システムを信頼しよう

◎明らかに必要性があり、できれば1度は抗生物質ほど攻撃的でない治療法を試したことがある場合に限られる。なお、妊娠中はエキナシアの摂取を控えること。
◎上記の「明らかな必要性」とは、細菌感染症のダメージが、目、耳、胸部など、広範囲に渡る可能性があり、比較的緩やかな治療方法（ハーブ、断食、栄養療法など。☞第6章参照）が効かない場合を意味する。
◎喉、胸部、静脈洞の感染症のほぼすべてとインフルエンザや風邪は、ウィルスが原因であるため、抗生物質はまったく効かないことを念頭に置く必要がある。

そして何よりも、免疫強化は、栄養療法によって（そしておそらくハーブやホメオパシーによって）実現可能であること、そして、何らかの免疫不全がない限り、自分の免疫システムを信頼することが、ほとんどの場合に最善の選択肢であることを覚えておきたい。免疫不全がある場合は、第5章と第6章にガイドラインを参考に、免疫という生命の維持に必要不可欠な防御システムの改善を実践して欲しい。

第10章
子どものために考える抗生物質とプロバイオティクス

母乳が赤ちゃんの免疫力をつくる

◎乳児の胃腸管では、生後数日以内に良性の細菌がコロニーを形成する。
◎出産方法は、コロニーのパターンに影響を与える。たとえば、正常出産で生まれた生後4～6日の新生児の60％の腸内には、ビフィドバクテリウム・インファンティスが存在するが、帝王切開で生まれた新生児の場合は9％にしか存在しない。
◎母乳栄養児がどうかも、コロニー形成のプロセスに影響を与える。母乳栄養児は、大半のビフィドバクテリア（ビフィジス菌）を持っているが、調乳あるいは牛乳による人工栄養児のその数は少ない。

　母乳栄養児が出産後はじめて飲む母乳には、コロストロム（初乳）が含まれている。コロストロムには非常に重要な免疫強化物質があり、特に大腸菌を抑制する防御システムを助ける一方、ビフィドバクテリウム・インファンティスが消化管にコロニーを形成するのを促進する。
　新生児の消化管のコロニーの形成は、口から始まることが明らかな事実として知られている。細菌は、生後数日間でゆっくりと体内を下り、すべての腸に住みつき、その代償として、生命を維持し健康を向上させるサービスを宿主に提供する。
　調乳や牛乳には、母乳に含まれるこの重要な成分が含まれていない。

子どものアレルギー増加の背景

子どものアレルギー症例はこの25年間で激増しており、湿疹や喘息の患者は、現在までに5〜6倍も増えている。

アレルギーとは、アレルゲンに対する正常な反応に、過剰な攻撃性が伴うことである。私たちは、なぜ世界中の子どもたちの免疫システムが、4半世紀前に比べて500〜600%も過剰に反応するのかを考える必要がある。

フランスとドイツの研究者らは、以下2つの特徴を検証してこの問題を説明している。

1 世界中の乳児の腸管に住む良性の細菌の質と量[1]
2 世界中の母乳の質[2]

フランスの研究者らは、何千人にものぼる現在の乳児の状況を慎重に調査し、昔の研究から入手できる記録と比較することにより、現在の母乳栄養児が持っている非常に有効な良性の細菌のレベルは、25〜30年前の人工栄養児のレベルと非常に似ているという結論に至った。

現在の母乳栄養児は、以前の人工栄養児と同じ種類や程度のアレルギーや感染症にかかっていることになる。

乳児の体内環境が劣化している

これまで、乳児の腸に住む主なビフィジス菌といえば、ビフィドバクテリウム・インファンティスだったが、最近はビフィドバクテリウム・ビフィダムとビフィドバクテリウム・ロンガム（いずれも成人株）が優勢である。その他、母乳栄養児の腸内でも、大腸菌、シゲラ、クロストリジウムなどの悪性の細菌が広く生息していることも変化のひとつである。

乳児の体内における優勢な細菌株の変化は、世界規模で起こっており、アレルギー症例が6倍に増加した以外にも、健康に重大な影響を及ぼしている。

　たとえば、大腸菌感染症によって、毎年何千人もの乳児が死亡している。また、シゲラ菌やサルモネラ菌が原因で起こる乳幼児下痢症にも大腸菌が関与していることが多い。これらの細菌は、非常に毒性の高い物質を生成して人体にダメージを与え、死亡に至らしめる場合もある。

　健康な乳児の消化管にコロニーを形成する主な良性の細菌、ビフィドバクテリウム・インファンティスは、通常はこのような危険な細菌を抑制することができる。しかし、そのためにはインファンティス自体がそこに存在して、健康な状態でいなければならない。

　軍隊が、警戒態勢ではなく配置にもついていなかったら、また、本来あるべき戦力が低下していたら、領土を侵略から守ることは非常に難しい。そのうえ敵が侵入すれば、発揮できる能力はさらに低下する。このような事態が、乳児の体内で実際に起こっている。つまり、正常な防衛機能（例えばビフィドバクテリウム・インファンティスなど）が弱体化して能力を発揮できなくなったために、有害な細菌が外部から侵入し、通常は排除されていた領域に入りこんでいるのだ。

子どもの体内の善玉菌が減少している

　フランスの研究者らは[3]、「母乳栄養児は「チーズのような」匂いの液体状の便をする。そのpH（酸性度）は約5.0である。人工栄養児の便は大人の便と外見や匂いが似ており、pHは6.0～7.0である（5.0より酸性度が低い）」と報告した。

母乳の汚染も進んでいる

◎有害な細菌の抑制を助ける腸の正常な酸性度が、人工栄養児の場合は低くなっているということである。残念ながら、現在は母乳栄養児にもこの変化が起こっている。

◎調乳や牛乳を与えられている乳児の消化管の、有害な大腸菌（その他の有害な細菌）の数は母乳栄養児より多い。

◎一般的に、人工栄養児は母乳栄養児よりはるかに高い確率で、アレルギー（および感染症）になることが知られている。しかし、母乳栄養児は人工栄養児より比較的保護されているというものの、残念ながらその差は小さくなりつつある。

母乳栄養児の良性細菌の健康効果は、なぜ減少したのだろうか？

ドイツの研究者は、この変化は主に公害に原因があると述べている。特に世界中の水道から検出されているダイオキシンなどの物質や、あらゆる石油化学製品が原因であるとみられている。

都市部、田舎、アマゾンのジャングル、アラスカの荒野、南太平洋の島々など、世界中のすべての大陸の、あらゆる環境下にある女性の母乳のサンプルを、非常に慎重に分析した。この調査から、現在、世界中の母親の母乳に高レベルのポリ塩化ジベンゾダイオキシンや、ポリ塩化ジベンゾフランなどの有毒化学物質が存在しているという、驚くべき事実が明らかになった。

有毒化学物質はどこからきたのか

上記の有毒な環境汚染化学物質は、以下を含む広範囲にわたる汚染源からもたらされた。

◎除草剤：園芸や農業で使用されるため、大半の野菜や多くの果物に含まれている。
◎木材防腐剤：すべての住宅や、大半の新しい家具に使用されている。
◎製紙過程で使用される化学物質：家庭の紙製品の多くに含まれている。
◎庭や農場で使用される農薬：大半の果物や野菜に加えて、肉や乳製品の脂肪や魚油からも検出されている（ヒトを含む動物は、有毒物質を脂肪組織に蓄える性質があるため）。
◎ゴミ焼却炉から排出される煙と副産物

　現代の工場施設で使用、生成される有毒化学物質は、空気中に入り込み、世界中に広がっている。それは（植物、動物、人間の）食物連鎖に入り込み、地球上のだれの脂肪組織からも検出されるようになった。したがって、人間を含む大半の動物の乳から検出されても驚くことではない。
　この有毒物質を乳児が摂取すると、最も重要な良性の細菌であるビフィドバクテリウム・インファンティスに著しい損傷を与える可能性がある。つまり、乳児は汚染によるダメージを最前線で受けていることになる。

それでも母乳で育てよう

　では母乳を与えるべきではないのか？　もちろんそうではない。毒素が含まれていても、母乳栄養児は人工栄養児よりはるかに健康で、アレルギーや感染症にかかる可能性も少ないからである。
　非常に高い（そして増え続けている）アレルギー発症率が示しているように、乳児の健康を守る母乳の作用が以前より減少していることは悲劇である。しかし、それでも母乳にまさる代替物はない。

良性の細菌を補給しよう

　プロバイオティクスの世界的な研究者のひとりである、旧ユーゴスラビア出身のラシッチ教授は[4]、現在、乳児はすべて、B.インファンティスを補給すべきだと主張している。同教授は毎日1億から10億の同細菌を摂取することを提唱しているが、この量は、以下に示す「健康維持のための用量」で容易に達成できる。これによって「腸管における良性の細菌の安定供給が確実となり、常在菌が有害な細菌と戦うのを助けることができる」と教授は述べている。

　幸い、費用は安くないが、汚染されていない良性の細菌株を乳児に補給する選択肢もある（☞以下参照）。総合的に乳児の身体を保護するために、できればすべての親が検討すべき選択肢といえるだろう。特別に乳児のために調合して商品化されたこの製品は、品揃えの充実した店や一部の薬局で取り扱っているが、特別に注文しなければならないだろう。

　抗生物質を摂取しなければならなくなった乳児や幼児が、抗生物質による治療中と治療後に、良性の細菌の補給（再フローラ）を行うべきであるという説には、それを裏付ける強力な証拠がある[5]。抗生物質による治療は、短期間でも良性のフローラ（細菌叢）にダメージを与えるため、抗生物質を使用するたびに自動的に良性の細菌を補給すべきである。

正しくプロバイオティクスを利用しよう

　乳児は、（大人と比較して）生理学的に全く異なるため、プロバイオティクスに関する経験を積んだ医師から特に勧められないかぎり、L. アシドフィルスなどの成人株のプロバイオティクスは、乳児が離乳して固形物を食べられるようになるまで絶対に与えてはならない。これらのプロバイオティクスは、デリケートな乳児の消化管が処理しきれないほど多くの乳酸を、生産してしまうからである。ただし、急性胃腸炎の場合は例外である。以下の注意事項を参照のこと。

乳児のためのプロバイオティクス・ガイドライン

・注意：

　乳幼児には、本章に掲載する種類のビフィドバクテリアのみを補給すること。

　プロバイオティクスのサプリメントの分野は比較的新しく、信頼性の低い製品が多数出回っているため、以下に示すアドバイスに従うことを強くすすめる。このアドバイスは、多年にわたる臨床経験や多くの専門家による研究に基づいている[6]。

　子どものためにプロバイオティクス製品を購入する際は、以下を確認すること。

◎単一の細菌が含まれていること。つまり混合でないこと。
◎細菌は乳幼児用（☞以下参照）で、容器にその旨が明記されていること。
◎細菌は「ヒト由来の菌株」であること。
◎容器は（できれば）遮光ガラス製であること。
◎液剤、カプセル、錠剤ではなく、粉末であること。
◎できれば培養上清（当該微生物の培養液）も含む製品であること。培養上清は微生物に栄養分を与えるからである。
◎1gあたり、あるいはその他の計測方法（ティースプーン1杯あたりなど）に基づいて、含まれる良性の細菌の数が記載されていること。
◎上記の細菌の数は、開封時の数を保証するもので、製造時の数でないこと（「品質保持保証期限」）。
◎上記の細菌の数は、「コロニーを形成できる個体数」であること。
◎開封後は冷蔵庫で保管する必要があること。
◎使用期限が掲載されており、その期限以内であること。
◎乳製品過敏症用の製品の場合は、製造過程でどのような培地を使用したか明記していること。

- ●乳児
  - ◎フリーズドライの粉末には、一時的に不活性化されているが生きた細菌が何十億も含まれている。それを少量の水に溶かし、調乳やジュースに完全に混ぜて、スポイトで投与する。
  - ◎一般的に、大人は食事から十分に時間をおいて乳酸菌やビフィジス菌を摂取し、消化してしまうのを避けるが、乳児の胃酸はそれほど強くないため考慮する必要はない。

- ●幼児
  - ◎空腹時にフリーズドライのプロバイオティクスの粉末を、可能であれば微温の飲み物（水、ジュース）に溶かして与える。時間は、食事の15〜30分前が最適である。

抗生物質による治療中と治療後の注意点

　抗生物質を投与している場合は、抗生物質と違う時間に1日3回以上プロバイオティクスを摂取する。抗生物質による治療後も1カ月以上は続けること。

- ◎乳児：ティースプーン1/8杯のビフィドバクテリウム・インファンティスを1日3回服用する。
- ◎幼児：ティースプーン1/4杯のビフィドバクテリウム・インファンティスを1日3回服用する。
- ◎抗生物質の治療終了後も、1カ月間は上記の治療レベルの補給を続ける。
- ◎その後は、健康維持のための用量で補給を続ける（☞以下参照）。

- ●胃腸炎など、乳児の急性腸疾患の場合
  - ◎L. アシドフィルスとビフィドバクテリウムをそれぞれティースプーン1/8〜1/4杯ずつ、症状がおさまるまで1時間おきに摂取する。

●健康維持のための用量
　◎乳児：ティースプーン1/8〜1/4杯のビフィドバクテリウム・インファンティスを1日1回服用する。
　◎幼児：ティースプーン1/4〜1/2杯のビフィドバクテリウム・インファンティスを1日1回、できれば空腹時に服用する。

まとめ

　抗生物質は、適切な状況下で正しく使用すれば、生命を救うことができる。
　本書の目的は、抗生物質がどのように、なぜ誤った使い方をされてきたか、そして、なぜいまだにその使い方が続いていることが多いのか、それによって起こりうる恐ろしい事態は何か、を明らかにすることである。また、抗生物質がどうしても必要な場合は、正しく、注意深く、安全に使用することを訴えたい。
　また、筆者は本書の全編を通じて、抗生物質をどうしても（適切に）使用しなければならない人のために、具体的な助言や情報を提供し、そのマイナス影響を最小限に留めることを目指した。
　ここで私たちは、忌まわしい非常に怠惰な官僚、大半の医療専門家、農業従事者と食品製造業者全般（もちろん有機栽培生産者を除く）、メディア、そして、何よりも、薬剤あるいは食品に含まれている抗生物質の消費者であり、最終的には政策やメディアに対して行動や信念によって影響を与える権利を持っている一般社会に対して、抗議の声をあげなくてはならない。
　病原菌を抑制しようと（過剰に）薬剤を使用したために、耐性菌が生まれ、もはや抑制できない病気が出現している。
　私たちはこれ以上、動物への抗生物質の投与（屠殺を前提にした不自然な飼育が原因で病んだ動物の治療のために、また、成長促進剤としても利用されている）をすべきではないと考えなくてはならない。投与をやめれば、人間自身を著しく害することなく、食用動物を食べることができるようになるだろう。
　また、私たちは、耐性菌（スーパーバグ）の発生が確実とされている方法で抗生物質治療を行えば、もはや耐性菌の発生を回避することはできないのである。

私たちは、スーパーバグが出現する環境を作り出してしまった上に、その事実を分かっていながら、現在も抗生物質の不適切な使用を続けている。

　私たちを救うはずの抗生物質というヒーローは、敵を強化し、敵のために働いていることが分かった。私たちの自然な防衛機能を弱体化させてしまうのだ。細菌には、極めて単純にすべての抗生物質に耐性を持つ菌株や、細菌を殺傷する薬剤から「隠れる」、驚くべき方法を習得した細菌株が出現した。

　これまでになく強力になった病原菌を殺すために、さらに強い薬剤を使用すると、それにこたえて病原菌が新たな耐性を獲得するという破滅的なシナリオを考えるとき、解決策は無いかのように思われる。しかし、この問題のどこかに希望の種は存在する。何か打つ手があるはずだ。

　スーパーバグの出現は、抗生物質の使用や誤用の最大のマイナス影響のひとつを示しているが、当然ながら影響はひとつだけでないことを認識することが重要である。大半の抗生物質は、私たちの体内にある良性の細菌に深刻なダメージを与え、そのダメージは以下にあげる症状の主な要因になっていると思われる。

　　◎高コレステロール
　　◎更年期障害
　　◎月経前症候群
　　◎婦人科疾患
　　◎肝臓疾患
　　◎慢性的な消化器系や腸の疾患
　　◎膀胱炎を発症する危険性の増大
　　◎重篤な関節炎
　　◎免疫機能の低下

抗生物質の危機を招いた責任はみんなにある![1,2,3]

◎ 地方と国家の両保健当局は、抗生物質の使用と健康障害の因果関係を明らかにする、書類上の証拠を検証する責任を怠っている。

◎ 医療専門家は、抗生物質を不適切に処方、投与している。医療専門誌は、何年も医療専門家に対してこの問題を示唆しており、最近でも抗生物質を使用しても無駄であるばかりか、不適切な症状があることを明確に指摘している。

◎ 抗生物質は、細菌による感染症が確認できた場合にのみ、適切な抗生物質を選択した上で処方すべきことは明白であるにもかかわらず、多くの医者が抗生物質を「万が一のために」予防的に処方している。

◎ 多くの医者や歯科医が、例えば感染症を予防できると信じて、手術や抜歯の前に広範囲抗生物質を投与している。しかし、このような処置には何ら効果がないばかりか、細菌が抗体を獲得する可能性を大いに高め、人の体表や体内にある正常な「良性の」フローラに甚大なダメージを与える。このような変化が遅かれ早かれ、さらなる健康障害を引き起こす可能性がある。

◎ 帝王切開手術の前などに、予防薬が処方される「万が一のための」処置では、過剰な抗生物質が投与されることが多い。その結果、患者に何の恩恵も与えないばかりか、悪影響を与える可能性がある。高名な米国の研究者であるマーク・ラッペ教授は、これについて「このような過剰な処置は、職務上の過失責任に近い」と述べている[4]。

◎ メディアは、時々テレビのドキュメンタリーや新聞や雑誌の記事で取り上げる以外は、概してこの問題を無視している。おそらく、スポンサーの製薬会社による編集上の圧力が原因であろう。製薬会社の利益は、抗生物質の継続的な売上に大きく依存しているからだ。勇敢かつ粘り強い報道によって、一般市民に選択肢をはっきりと示すことが求められている。

◎政府機関は、医療における抗生物質の過剰使用と、食品業界や農業の食物生産における抗生物質の誤用や乱用のいずれに対しても、何ら対策を講じてこなかった。この怠慢な態度の原因は、おそらく認識不足と傲慢さにあるだろう。そしてこの問題は、草食動物である牛の飼料に羊の肉骨粉を混ぜて育てて食品化した結果、だれもが知っているBSE（動物の場合はこの呼称であるが、人の場合はvCJDといい、症例は増加傾向にある）を引き起こした原因と、まったく同じである。

◎消費者、つまり私たち自身は、エコロジストや活動家が25年にもわたってこの問題を警告していたにもかかわらず、彼らを変わり者や偽善者と決めつけて、安上がりな食物生産や、安易な治療方法を受け入れてきた。永久に逃れられない事態を招くことも知らずに、安い食品や、病床からの早い回復を受け入れてきたのである。自然のプロセスを崩壊させると、「腐った作物を収穫する」ことになるのである。

- 牛に羊の肉骨粉を与えると、不測の事態（悪い事態であることは容易に予想できる）が発生する。
- 鶏の飼料に抗生物質を加えると、食中毒の予防効果が高い卵ができる。
- 健康な免疫システムが、容易に抑制できる感染症の原因菌を抗生物質で死滅させると、最終的に耐性菌が出現し、免疫システムがダメージを受ける。
- 細菌が原因でない病気にまで、2次的な感染症が「万が一」発症するのに備えて抗生物質を大量に投与すると、弱体化した免疫システムに対して、細菌、ウィルス、あるいは酵母菌の感染症がいつかは再発する。
- 抗生物質の過剰使用は、将来、治療不可能な感染症の大規模な流行が発生する種をまくことになる。

TBの再発というスーパーバグの不吉なニュースから、警告を受け、来るべき事態の兆候を目の当たりにしてきたにもかかわらず、私たちも、医者も科学が何とかして助けてくれるだろうと楽観的に信じて(実はこの事態を招いた張本人が科学の力である)、奈落の底に落ちようとしている。

　温室効果、地球温暖化、オゾン層の崩壊に関連して定期的に発表される、差し迫った世界規模の大惨事の予測は、心配になるだけで、事態を変える方法をほとんど示唆していない。しかし、抗生物質がもたらす危険はそれとは違い、私たち個人にも打つ手がある。その事実は、この陰鬱な話に希望を与えてくれている。私たちはそれぞれ決断さえすれば、以下のように、抗生物質の攻撃から自分自身を守ることができるのだ。

◎免疫システムを強化する。
◎健康、病気、感染症に関する知識を増やし、医療アドバイザーと抗生物質のリスクや代替方法を話し合うことにより、不要な抗生物質の使用に抵抗できる。
◎止むを得ず抗生物質を服用する場合は多々起こり得る。その場合に抗生物質が引き起こす、回避できない体内環境のダメージを逆行させる方法を習得することができる。
◎有機飼育で放し飼い以外の方法で育った肉、鶏、乳製品および養殖魚の購入や摂取を拒否することで、抗生物質を含む食品を断固として避けることができる。

　現在、私たちが収穫した作物は腐りつつある。ここで目前の危険性を無視することも、何らかの対処をすることもできる。これは、私たちが直面している選択肢であり、本書が示す希望でもある。

引用文献

● 第1章

1. Hall, C. 'Infections kill 5000 a year in hospitals', *Daily Telegraph* [London], 17th September 1997: page 5
2. Radestky, P. 'Killer Hospitals', *Longevity* (July 1994): page 18
3. Report in the *Daily Telegraph* by Roger Highfield, Science Editor, 6th August 1997: page 10
4. O'Grady, F., Lambert, H., Finch, R., Greenwood. D. (eds). *Antibiotic and Chemotherapy* (7th edn; NY: Churchill Livingstone, 1997)
5. Wick, A. 'The eczema X factor' Telegraph Magazine 13th September 1997: page 63
6. O'Grady *et al.*, op cit: page 786
7. *Daily Telegraph*, 6th August 1997, op cit.
8. McKenna, J. *Alternatives to Antibiotics* (Dublin: Gill & Macmillan, 1996)
9. Report in the Times [London] by Jeremy Laurance, Health Correspondent, 7th March 1997.
10. Diamant, M. and Diamant, D. 'Abuse and timing of use of antibiotics in acute otitis media', *Archives of Otorhynolaryngology* 100.3 (September 1974): pages 226-34
11. van Buchen, F. *et al.* 'Therapy of acute otitis media: Meryngotomy, antibiotics, or neither?', *Lancet* 2 (1981): pages 883-7
12. Cantekin, E. *et al.* 'Antimicrobial therapy for otitis media with effusion', *Journal of the American Medical Association* 266.2 3 (December 18 1991): pages 3309-17
13. van Buchen, F. *et al.* 'Acute otitis media: a new treatment strategy', *British Medical Journal* 290 (1985) : pages 1033-7
14. French, G. and Phillips, I., in O'Grady *et al.* op cit.
15. Ibid.

16. Irwin. A. 'Ventilation tests "mlss dormant bugs"'; report in *Daily Telegraph*, 17th September 1997: page 5

● 第2章

1. Carlson, E. 'Enhancement by Candida ot S. aureus, S. marcescens, S. faecalis in the establishment of infection', *Infection and Immunity* 39.1 (1983): pages 193-7
2. French, G. and Phillips, I., in O'Grady, F., Lambert, H., Finch, R., Greenwood, D. (eds). *Antibiotic and Chemotherapy* (7th edn; NY: Churchill Livingstone, 1995)
3. *Food Magazine* Jan/Mar1996
4. Lappe, M. *When Antibiotics Fail* (Berkeley, CA: North Atlantic Press, 1995)

● 第3章

1. Lacey, R., in Cannon, G. *Superbugs* (London: Virgin, 1995)
2. Wamer, E. (ed) . *Savills System of Clinical Medicine* (14th edn; London: Edward Arnold, 1964
3. Hughes, D., in O'Grady F., Lambert, H., Finch, R., Greenwood, D. (eds). *Antibiotic and Chemotherapy* (7th edn; NY: Churchill Livingstone, 1997; chapter 34 - Sulphonamides)
4. Rowley, N. *Basic Clinical Science* (London: Hodder & Stoughton, 1991)
5. Garrod, L., in O'Grady *et al.*, op cit. (chapter 1 - Historical introduction)
6. Lappe, M. *When Antibiotics Fail* (Berkeley, CA: North Atlantic Press, 1995)
7. Henry, J. *British Medical Association's New Guide to Medicines and Drugs* (London: Dorling Kindersley, 1995)
8. Cannon, Superbugs op cit.
9. Pizzorno, J. *10 Drugs I Would Never Use* (Brookline, MA: Natural Health, 1997)
10. Garrod, op cit.

●第4章

1. Morton, I. (ed). *Antibiotics - the comprehensive guide* (London: Bloomsbury, 1990)
2. Henry, J. *British Medical Assodation's New Guide to Medicines and Drugs* (London: Dorling Kindersley, 1995)
3. Cannon, G. *Superbugs* (London,: Virgin, 1995)
4. Lappe, M. *When Antibiotics Fail* (Berkeley, CA: North Atlantic Press, 1995)
5. O'Grady, F., Lambert, H., Finch, R., Greenwood, D. (eds). *Antibiotic and Chemotherapy* (7th edn; NY: Churchill Livingstone, 1997)
6. Greenwood, D., in O'Grady *et al.*, op cit. (chapter 1 - Historical introduction)
7. Gemmel, C., in O'Grady *et al.*, op cit. (chapter 8 - Antibiotics and the immune system)
8. Information derived mainly from references l, 2 and 5.
9. Ibid.
10. Ibid.
11. Ibid.
12. Gemmel, op cit.
13. Information derived mainly from references 1, 2 and 5.
14. Ibid.
15. Gemmel, op cit.
16. Information derived mainly from references l, 2 and 5.
17. Ibid.
18. Ibid.
19. Ball, A., in O'Grady *et al.*, op cit. (chapter 7 - Antibiotic toxicity)

●第5章

1. Selye, H. *The Stress ofLtfe* (New York: McGraw Hill, 1976)
2. Ngu, V. 'Fever: Thermodynamics applied to the leucocyte', *Medical Hypothesis* 33 (1991): pages 241-4
3. Pizzorno, J. *Total Wellness - improve your health by understanding the body's healing systems* (Rocklin, CA:. Prima, 1996)

4. Standish, L. 'One-year open trial of naturopathic treatment of HIV infection (HARP) study'. *Journal of Naturopathic Medicine* 3. I (1992) : pages 42-64
5. Ettinger, N. et al. 'Respiratory Effects of Smoking Cocaine'. *American Journal of Medicine* 87 (1989): page 664
6. Flaws, B. *Nine Ounces: A nine-part program for the prevention of AIDS in HIV + persons* (Boulder, CO: Blue Poppy Press, 1989)
7. Chaitow, L. *Body-Mind Purification Program* (Simon and Schuster, 1989)
8. Ibid.
9. Cousins. N. *Anatomy of an Illness* (Bantam, 1987)
10. Newman, Turner R. *Naturopathic Medicine* (Thorsons, 1990)
11. *AIDS 1990 - A Physicians' Manual* (Laurel, MD: Life Science Universal Inc., 1990)
12. Simonton, C. Getting Well Again (Bantam, 1986)
13. Solomon. G. *Psychoneuroimmunology* (Academic Press, 1981)
14. Standish, op cit.
15. Quoted in Chaitow, L. and Martin, S. *World Without AIDS* (Thorsons, 1989)
16. 'Depression, stress and immunity', *Lancet* (27th June 1987): pages 1487-8
17. Chaitow, L. *The Stress Protection Plan* (Thorsons, 1991)
18. Uden, A. et al. 'Neutrophil function and clinical performance after total fasting in patients with rheumatoid arthritis', *Annals of Rheumatic Diseases* 42 (1983) : pages 45-51

●第6章

1. Williams, R. *Biochemical Individuality* (Austin. TX: University of Texas Press,1982)
2. Standish, L. 'One-year open trial of naturopathic treatment of HIV infection (HARP) study', *Journal of Naturopathic Medicine* 3.1 (1992) : pages 42-64
3. Sanchez, A. et al. 'Role of sugars in human neutrophilic phagocytosis', *America Journal of Clinical Nutrition* 26.1 1 (1973): pages. 1180-4.

4. Mertin, J. 'Essential fatty acid and Cell-Mediated immunity', *Prog. Lipid Research* 20 (1981) : pages 851-6
5. Chaitow, L. *Stone Age Diet* (Macdonald Optima, 1987)
6. Brayton, R. *et al*. 'Effects of alcohol on leucocyte mobilization etc.', *New England Journal of Medicine* 282.3 (1970) : pages 123-8; Saxena, A. *et al*. 'Immunomodulating effect of caffeine', *Indian Journal of Experimental Biology* 22.6 (1984): pages 293-301
7. McGovern Senate Committee on Nutrition: Guidelines; NACNE Dietary recommendations UK 1986
8. Standish, op cit
9. Brayton, op cit
10. Huang, C. *et al*. 'Nutritional status of patients wlth AIDS', *Clinical Chemistry* 34. 10 (1988): pages 1957-9
11. Palmblad, J. 'Malnutrition associated immune deficiency syndrome', *Acta Med Scand* 222 (1987): pages 1-3
12. Mantera-Tienza, E. *et al*. 'LOW Vitamin B_6 in HIV infection', *Flfth International Conference on AIDS* (Montreal, June, 1989): page 468
13. Herbert, V. 'Vitamin B_{12}, folate and lithium in AIDS' (Abstract), *Clinical Research* 37.2 (1989): page 594A
14. Harriman, G. *et al*. 'Vitamin B_{12} malabsorption in AIDS', *Archives Internal Meditine* 149 (1989): pages 2039-41
15. Dworkin, B. *et al*. 'Selenium deficiency in AIDS', *Journal of Parenteral and Enteral Nutrition* 10.4 (1986) : pages 405-7
16. Fabris, N. *et al*. 'AIDS, zinc defidency and thymic honnone failure', *Journal of American Medical Association* 259 (1988): pages 839-40
17. Pulse, T. *et al*. 'A significant improvement in a clinical pilot study utilizing nutritional supplements, essential fatty acids and stabilized aloe vera juice in 29 HIV seropositive, ARC and AIDS patients', *Journal for the Advancement of Medicine* 3.4 (1990) : pages 209-30
18. Rheinhardt, A. *et al*. 'Mechanisms of viricidal activity of retinoids', *Antimicrobial Agents Chemotherapy* 17.6 (1980) : pages 1034-7
19. Dolbeare, F. *et al*. 'Beta-carotene - an unusual type of lipid antioxidant', Science 224 (1984): pages 569-73
20. Alexander, M. *et al*. 'Oral beta-carotene can increase number of OKT4 + cells in human blood', *Immunology* (letters) 9.4 (1985): pages 221-4

21. Guitierrez, P. 'Influence of ascorbic acid on free radical metabolism of xenobiotics', *Drug Metabolism Review* 18.3/4 (1989): pages 319-43
22. Blakeslee, J., op cit.
23. Bouras, P. *et al*. 'Monocyte locomotion - in vivo effect ot ascorbic acid', *Immunopharmacology and Immunotoxicology* 11.1 (1989): pages 119-29
24. Harakeh, S. *et al*. 'Suppression of HIV replication by ascorbate', *Proceedings of National Academy of Sdences* 87 (1990): pages 7245-9
25. Blakeslee, J. *et al*. ,Human T-cell leukaemia virus induction inhibited by retinoids, L-ascorbic acid and DL-alpha tocopherol', *Canc & Research* 45 (1985): pages 3471-6
26. Schwerdt, P. and Schwerdt, C . 'Effect of ascorbic acid on rhinovirus replication', *Proc.Soc.Exp.Biol.Med* 148.4 (1975): pages 1237-43
27. Beisel, W. *et al*. 'Single nutrient effects on immunological functions', *Journal of the American Medical Association* 245.1 (1981): pages 5 3-8
28. Chaitow, L. and Martin, S. *World Without AIDS* (Thorsons, 1989)
29. Mann, C. 'Vitamin C KOs HIV in QQQ' (UK) 1991
30. Davies, S. and Stewart, A. *Nutritional Medicine* (London: Pan Books, 1987)
31. *AIDS 1990 - A Physicians' Manual* (Laurel, MD: Life Science Universal Inc., 1990)
32. Chaitow and Martin, op cit.
33. *AIDS 1990*, op cit.
34. Falutz, J. *et al*. 'Zinc as cofactor in HIV-induced immunosuppression', *Journal of the American Medical Association* 259.19 (1989): pages 1881-2
35. Erdmann, R. PhD. 'AIDS re-examined', *Felmore Newsletter* (UK), l987
36. Chaitow, L. and Trenev, N. Probiotics (Thorsons, 1989)
37. Weiner, M. *Maximum Immunity* (Gateway Books, 1986)
38. *AIDS 1990*, op cit.
39. *AIDS 1990*, op cit.
40. Pizzorno, J. and Murray, M. *Textbook of Natural medicine* (Bastyr Publications, 1989)

41. Adetumbi, M. *et al*. 'Allium sativum, a naturai antibiotic', *Medical Hypothesis* 12 (1983): pages 227-37
42. Vahora, S. *et al*. 'Medicinal use of Indian vegetables', *Planta Medica* 23 (1973): pages 381-93
43. 'Garlic in cryptococcal meningitis' *Chinese Medical Journal* 93 (1980) : pages 123-6
44. Sun, Y. *et al*. 'Preliminary observation on the effects of Chinese herbs', *Journal of Biological Response Modlfiers* 2 (1983): pages 227-37
45. Sun, Y. *et al*. 'Immune restoration and/or augmentation of local versus host reaction by traditional Chinese herbs', *Cancer* 52.1 (1983) : pages 70-3
46. Walker, M. 'Carnivora Therapy in cancer and AIDS', *Explore* 3.5 (1992): pages l0-15
47. Walker, M. 'Carnivora and AIDS', *Townsend Letterfor Doctors* (May 1992)
48. Walker, M. 'Carnivora Therapy', *Raum & Zeit* 4.2 (1991)
49. Stimpel, M. *et al*, 'Macrophage activation and induction of cytotoxicity by purified polysaccharide fractions from Echinacea purpurea', *Infection and Immunity* 46 (1984) : pages 845-9
50. Wacker, A. *et al*. 'Virus inhibition by Echinacea purpurea', *Planta Medica* 33 (1978) : pages 89-102
51. Brekhmann, E. *Man and Biologically Active Substances* (London: Pergamon Press, 1980)
52. Takada, A. *et al*. 'Restoration of radiation injury by Ginseng', *Journal ofRadiation* 22 (1981) : pages 323-5
53. Abe, N. *et al*. 'Interferon induction by Glycyrrhizin', *Microbiology and Immunology* 26.6 (1982): pages 535-9
54. Mischer, L. *et al*. 'Antimicrobial agents from higher plants', *Journal of Natural Products* 43.2 (1980) : pages 259-69
55. Kiso, Y. *et al*. 'Mechanism of antihepatotoxic activity of glycyrrhizin', *Planta Medica* 50.4 (1984): pages 298-302
56. Juroyanagi, T. *et al*. 'Effect of prednisone and glycyrrhizin on passive transfer of experimental allergic encephalomyitis', *Allergy* 15 (1966): pages 670-5
57. Onuchi, K. 'Glycyrrhizin inhibits prostaglandin E2 production', *Prostaglandins in Medicine* 7.5 (1981): pages 457-63

58. Kumazai, A. et al. 'Effects of glycyrrhizin on thymolytic and immunosuppressive action of cortisone', *Endocrinology Japan* 14,1(1967): pages 39-42
59. Abe, N. et al., op cit.
60. Pompei, R. et al. 'Glycyrrhizic acid inhibits virus growih and inactivates virus particles', *Nature* 281 (1979): pages 689-90
61. Ito, M. et al. 'Mechanism of inhibitory effect of Glycyrrhizin on replication of HIV', *Antiviral Research* 10 (1988): pages 289-98
62. Sharma, R. et al. 'Berberine tannate in acute diarrhoea', *Indian Pediatric Journal* 7 (1978) : pages 496-502
63. Choudray, V. et al. 'Berberine in Giardiasis', Indian Pediatrics 9: pages 143-146 (1972)
64. Sack, R. et al. 'Berberine inhibits intestinal secretory response of Vibrio cholerae, E.Coli enterotoxins', *Infection and Immunity* 35.2 (1982) : pages 471-5
65. Meruelo, D. et al. 'Therapeutic agents with dramatic retroviral activity', *Proceedings of National Academy of Sdences* 85 (1988): pages 5230-4
66. Someya, H. 'Effect of a constituent of hypericum on infection and multiplication of Epstein Barr virus', *Journal of Tokyo Medical College* 43.5 (1985) : pages 815-26
67. Barbagallo, C. et al. 'Antimicrobial activity of three Hypericum species', Fitoteripia LVIII.3 (1987): pages 175-7
68. 'Information on Medical Science and Technology', *Guangdong Institute ofMedicine and Health* 8-9 (1973) : page 33
69. Report in *Daily Telegraph* by Roger Highfield., Science Editor, 6th August 1997: page 10
70. Wagner, H. and Prokcsh, A. 'Immunostimulating drugs from fungi and higher plants', in *Progress in Medicinal and Economic Plant Research* (vol 1; London: Academic Press, 1983)
71. Maughan, R. et al. 'Effects of pollen extract upon adolescent swirnmers', *British Journal of Sports Medicine* 16.3 (1982): pages 142-5
72. *Foundations of Chinese Herb Prescribing* (Long Beach, CA: Oriental Healing Arts Institute)
73. Pizzorno and Murray, op cit.

74. Neville, et al. 'Whole body hyperthermia induces interleukin-1 in vivo', *Lymphokine Research* 7.3 (1988): pages 201-5; Park, M. et al. 'Effect of whole body hyperthermia on immune cell activity of cancer patients', *Lymphokine Research* 9.2 (1990): pages 213-21
75. Martin, L. et al. 'Disinfection and inactivation of human T-lymphotrophic virus-111 lymphadenopathy-associated virus', *Journal of Infectious Disease* 152.2 (1985): pages 300-403
76. Sminia, P. et al. 'What is a safe heat dose which can be applied to normal brain tissue?', *International Journal of Hyperthermia* 5.1 (1989) : pages 115-17
77. Standish, op cit
78. Tyrrell, D., Barrow, I. and Arthur, J. 'Local hyperthermia benefits natural and experimental common colds', *British Medical Journal* 298 (1989): pages 1280-3
79. Spire, B., Dormont, D., Barre-Sinoussi, F. et al. 'Inactivation of lymphadenopathy-associated virus by heat, gamma rays, and ultraviolet light', *The Lancet* 1.8422 (January 26, 1985): pages 188-9
80. Thrash, Agatha, MD. and Calvin, MD. *Home Remedies* (Seale, AL: Thrash Publications,1981) : page124
81. Standish, op cit
82. Weatherburn, H. 'Hyperthermia and AIDS Treatment', *British Journal of Radiology* 61.729 (September,1988): page 862
83. Sawtell, N. M. and Thompson, R. L. 'Rapid In Vivo Reactivation of Herpes Simplex Virus in Latently Infected Murine Ganglionic Neurons after Transient Hyperthermia', *Journal of Virology* 66.4 (April, 1992): pages 2150-6
84. Skibba, J. L., Powers, R. H. et al. 'Oxidative stress as a precursor to the irreversible hepatocellular injury caused by hyperthermia', *International Journal Hyperthermia* 7.5 (1991): pages 749-61
85. Tyrrell, Barrow and Arthur, op cit.
86. Ernst, E. 'Hydrotherapy research', *Physiotherapy* 76.4: pages 207-10
87. Cracium, T. et al. 'Neurohumoral modification after acupuncture', *American Journal of Acupuncture* 21 (1973): page 67
88. Tykochinskaia, E. 'Acupuncture as a method of reflex therapy', *Veprosy Psikhatrii I Nerripathologii* 7 (1960) : pages 249-60
89. Yang, C. 'Clinical Report Sansi Acupuncture Symposium', reported in Wensall, L. MD. *Acupuncture in Medical Practice* (Reston Publishing, 1980)

90. Smith, M. and Rabinowitz, N. 'Acupuncture Treatment of AIDS', Lincoln Hospital Acupuncture Clinic, March 1985

● 第7章

1. Truss, C. O. *The Missing Diagnosis* (Birmingham, AL: 1982)
2. Brown, R. *AIDS, Cancer and the Medical Establishment* (Robert Spelling, 1986)
3. Crooke, W. *The Yeast Connection* (Professional Books, 1983)
4. Tyson and Associates, 'Protocol for mucocutanous candidiasis (Santa Monica, CA: 1987)
5. Chaitow, L. *Candida Albicans* (Vermont: Healing Arts Press, 1989)
6. Stretch, C. 'Clinical manifestations of HIV infection in women', *Journal of Naturopathic Medicine* 3. I (1992) : pages12-19
7. Carlson, E. 'Enhancement by Candida of S. aureus, S. marcescens, S. faecalis in the establishment of infection', *Infection and Immunity* 39.1 (1983): pages 193-7
8. The information reported on regarding Dr. Jessop derives from the *Fibromyalgia Network Newsletter* October 1990 through January 1992 Compendium #2, January 1993, May 1993 Compendium, January 1994, July 1994
9. Anthony, H., Birtwistle, S., Eaton, K., Maberly, J. *Environmental Medidnes in Clinical Practice*
10. Chaitow, L. and Trenev, N. *Probiotics* (Thorsons, 1989)

● 第8章

1. Muting, D. *et al.* 'The effect of bacterium bifidum on intestinal Bacterial flora and toxic protein metabolites in chronic liver disease', *American Journal of Proctology* 19 (1968): pages 336-42
2. Rasic, J. and Kurmann, J. *Btfidobacteria and Their Role* (Boston, MA: Birkhauser Verlag, 1983)
3. Lappe, M. *When Antibiotics Fail* (Berkeley, CA: North Atlantic Press, 1995)
4. Hepner, B. *et al.* 'Hypocholesterolemic effect of yogurt', *American Journal of Clinical Nutrition* 32 (1979) : pages19-24

5. Shahani, K. 'Nutritional and therapeutic aspects of lactobacilli', *Journal of Applied Nutrition* 37.2 (June 1973): pages 136-65
6. Gilliland, S. et al. 'Assimilation of cholesterol by L. acidophilus', *Applied and Environmental Microbiology* (February 1985): pages 377-81
7. Simon, G., Gorbach, S., in Leonard Johnson (ed). *Physiology of the Gastrolntestinal Tract* (New York: Raven Press, 1981) (chapter 55 - Intestinal Flora in Health and Disease)
8. Eriksson, H. 'Excretion of steroid hormones in adults', *European Journal of Biochemistry* 18 (1971) : pages 146-50
9. Ebringer, A. 'The relationship between klebsiella infection and ankylosing spondylitis', *Ballier's Clinical Rheumatology* (1989); Ebringer, A. 'Antibodies to Proteus in rheumatoid arthritis', *Lancet* ii (1985): pages 305-7; Ebringer, A. et al. 'Rheumatoid arthritis and proteus - a possible aetiological association', *Rheumatol international* 9 (1989): pages 223-8
10. Jameson, R. 'The prevention of recurrent urinary tract infection in women' *The Practitioner* 216 (Feb 1976): pages 178-81
11. Avorn, J. et al. 'Reduction in bacteriuria and pyuria after ingestion of cranberry juice', *Journal of the American Medical Association* 2.1 (1994) : pages 45-7
12. Ofek, I. et al. 'Anti-escherichia adhesion activity of cranberry and blueberry juices', *New England Journal of Medicine* 324 (1991): page 1599
13. Huwez, F., Thirlwell, D., Cockayne, A., Ala-Aldeen, D. 'Mastic gum kills *Helicobacter pylori*'. *New England Journal of Medicine* 339 (26) (1998): page 1946.
14. Lauk, L. et al. 'In vitro antimicrobial activity of Pistacia lentiscus L. extracts: preliminary report', *Journal of Chemotherapy* 8 (1996): pages 207-9.

● 第9章

1. Sneath. P. *Bergey's Manual of Systematic Bacteriology* (vol 2; Baltimore, MD: Williams Er Wilkins, 1986)
2. Professor J. Rasic. in Chaitow. L. and Trenev, N. *Probiotics* (London: Thorsons, 1989)

3. Dubos, R. and Schaedler, R. 'Some biological effects of the digestive flora', *American Journal of Medical Sciences* (September 1962): pages 265-71
4. Gilliland, S. *et al.* 'Assimilation of cholesterol by L. acidophilus', *Applied and Environmental Microbiology* (February 1985): pages 377-815. Gllliland, S. and Speck, M. 'Antagonistic action of L. acidophilus towards intestinal and food borne pathogens', *Journal of Food Protection* 40 (1977): pages 820-3
6. Friend. B. and Shahani, K. 'Nutritional and therapeutic aspects of lactobacilli', *Journal of Applied Nutrition* 36 (1984): pages 125-53
7. Donovan, P. 'Bowel toxaemia. permeability and disease'. in Pizzorno and Murray (eds). *Textbook of Natural Medicine* (Seattle. WA: JBCNM. 1986)
8. Grutte, F. *et al. Human Gastrointestinal Microflora* (Leipzig: JA Barth Verlag, 1980)
9. Savage, D. 'Factors influencing biocontrol of bacterial pathogens in the intestines', *Food Technology* (July 1987): pages 82-7
10. Speck, M. 'Interactions among lactobacilli and man', *Journal of Dairy Sciences* 59 (1975) : pages 338-43
11. Dubos and Schaedler, op cit.

●第10章

1. Beerens. H. *et al.* 'Influence of breastfeeding on bifido flora of the newborn intestine'. *American Journal of Clinical Nutrition* 33 (1980): pages 2434-9
2. Schecter. A. *et al.* 'PCDD and PCDF in human milk from Vietnam compared with cow's milk from the North American continent', *Chemosphere* 16 (1987) : pages 2003-16, Schecter, A. and Gasiewicz. T. 'Health hazard assessment of chlorinated dioxins and dibenzoflurans contained in human milk', *Chemosphere* 16 (1987): pages 2147-54; Schecter. A. and Gasiewicz. T. *Solving Hazardous Waste Problems* (chapter 12 - 'Human breastmilk levels of dioxins and dibenzoflurans'; American Chemical Society, Washington DC 1987)
3. Beerens. H. *et al.*, op cit.
4. Rasic and Kurrman, op cit.

5. Chaitow, L. and Trenev, N. *Probiotics* (London: Thorsons, 1989)
6. Chaitow and Trenev, op cit; *Probiotic Training Manual* (Natren of California, 1993)

●まとめ

1. McTaggart. L. *What Doctors Don't Tell You* (London: Thorsons 1996)
2. Cannon, G. Superbug (London: Virgin, 1995)
3. Pizzorno, J. *Total Wellness - improve your health by understanding the body's healing systems* (Rocklin, CA: Prima. 1996)
4. Lappe, M. *When Antibiotics Fail* (Berkeley. CA: North Atlantic Press. 1995)

INDEX

【英字】

A. ボール博士 …………………………88
AIDS ……………☞HIVの項を参照
B. インファンティス ………31, 32, 33, 188
　乳幼児のB. インファンティス…………
　………………………203, 204, 205-208, 210
Bリンパ球（B細胞）………………100, 102
B. ロンガム ………………31, 32, 188, 204
CFS ……☞慢性疲労症候群の項を参照
E. ファシウム …………………………39
FMS …………☞線維筋痛症の項を参照
HAI ………………☞院内感染の項を参照
HIV …………45, 47, 132, 145, 146, 156
MDR-TB ………………………………45
ME ……☞慢性疲労症候群の項を参照
S. エピデルミディス ……………………37
S. サーモフィルス ……………33, 34, 189
S. ヘモリチカス …………………………37
TSS ☞毒素性ショック症候群の項を参照
Tリンパ球（T細胞）………………100-102

【あ】

アイリーン・ストレッチ ………………165
亜鉛 …………………………133, 136, 176
アクロソキサシン ………………………85
アジスロマイシン ………………………81
アシドフィルス ……☞ラクトバチルス・アシ
　ドフィルスの項を参照
アシネトバクター属菌 …………………43
新しい抗生物質 …………………………60

亜麻仁 …………………………121, 170
あまり良性といえない細菌 …………36-45
アミキシクラブ合剤 ……………………68
アミノグリコシド ………………42, 73-75
　副作用 ……………………………90, 92
アミノ酸の補給 ………………………170
アモキシシリン ……………42, 67, 69, 159
アラン・エブリンジャー博士 …………181
アルコール
　血中アルコール度数 …………………163
　食生活とアルコール……………………
　………………………103, 112, 168, 170
アレクサンダー・フレミング ……18, 49, 50
アレルギー ……………………………192
　子どものアレルギー ………………204
アレルギー反応 …………………91, 103
アロエジュース ………………………168
アンドロゲン、リサイクル …………179, 180
アンピシリン …………12, 40, 42, 67, 88

【い】

胃潰瘍 …………………………185, 186
イソニアジド ……………………………89
胃腸炎の際のプロバイオティクスの補給…
………………………………………199
遺伝子組み換え ……………………60, 61
遺伝子工学 …………………………17, 18
イトラコナゾール ……………………167
意に反した妊娠 ………………………180
イミダゾール …………………83-85, 90
院内感染（HAI）…………………8, 43
インフルエンザ菌 ………………12, 39, 40

【う】

ウィリアム・マイケル・カージル博士 ……156
不適切な治療 ………………19, 93, 215
ウィルス感染
　温熱療法 ……………………………146
鬱 …………………………………………166

【え】

衛生状態……………………………………27
栄養障害 …………………………………105
栄養と免疫システム ……………125-139
栄養補給 ……☞サプリメントの項を参照
エキナセア（パープルコーンフラワー）……
　………………………140, 141, 143, 168
エストロゲンの再生 ………179, 180, 193
エノキサシン ………………………………85
エリスロマイシン …………………55, 56
　副作用 ……82, 83, 88, 89, 90, 91, 92
エンテロコッカス・フェーカリス …………39
エンテロバクター菌………………………41, 42

【お】

黄色ブドウ球菌 ……12, 36, 37, 160, 186
　TSS（毒素性ショック症候群） ……165
　痤瘡 ……………………………174, 175
　湿疹 ………………………………13, 14
　病院…………………………………………14
オーレオマイシン ………………………162
オキシテトラサイクリン ……………54, 76
温度調節水治療法（TRH） ……148-152
温熱療法 ………………99, 108, 144-148

【か】

カーティス・ゲメル博士 ……………77, 78
潰瘍 ………………………………185, 186
カザン博士 ………………………………161
過剰な運動と免疫機能 ………………105
カナマイシン ……………………………160
カビ（土壌）………………………………49
カビを含む食品 ……………………169, 171
過敏症反応 ………………………………91
過敏性腸症候群 ………………………193
カフェイン ………………………………170
カプリル酸 ………………………168, 169
花粉エキス ………………………………143
噛むこと …………………………………170
カリウム …………………………………136
カルバペネム ……………………………42
カンジダ・アルビカンス ……………36, 37
カンジダ菌の異常増殖の診断 …163, 164
カンジダ症
　…☞カンジダの異常増殖の項を参照
カンジダの異常増殖 …………………193
　抗生物質による異常増殖………………
　………………88, 159-162, 167, 168
　症状 ………………………162, 163
　診断 ………………………163, 164
　プロバイオティクスの補給 ……199, 200
　免疫機能 ………………………………105
患者の要求 ……………………………19, 28
関節の疾患 ………………………………91
関節リウマチ ……………180-182, 192
感染症
　HAI …………………………………8, 43
　感染症の流れ ……………………………16
　プロバイオティクスの補給 ……………199
　慢性の感染症と免疫機能 ……………105
感染症（皮膚）……………………………36
甘草 …………………………………141, 168
肝臓疾患 ……………89, 92, 173, 174, 193
カンピロバクター菌 ……………………41

【き】

希釈………………………………………62
喫煙 ………………………………104, 112
キノロン ……42, 57, 58, 62, 63, 85-87

INDEX **231**

副作用 ……………57, 89, 90, 91, 92
偽膜性大腸炎………………………88
ギャロッド教授 …………49, 50, 59, 60
キャロル・ジェソップ医師………………
　　　………165-167, 172, 174, 179
休息不足と免疫機能 ……………105
共生 …………………………30, 57
胸腺 ……………………101, 104
強直性脊椎炎 …………180-182, 192
菌糸型の真菌(カンジダ) ………162
筋肉の疾患 ………………………91

【く】

グラム陰性／陽性 ………………64
クラリスロマイシン ………………81
クランベリージュースで膀胱炎を治療する
　　　…………………………184
グリーン・クレイ …………………124
グリコペプチド ………………55, 56
クリンダマイシン ……………79-80, 88
クレブシエラ ………41, 42, 181, 192
クロストリジウム・ディフィシレ …88, 160, 204
クロトリマゾール ……………………167
クロラムフェニコール ……40, 53, 89

【け】

形質細胞 ……………………102
軽食 ……………………130, 131
ゲーリー・サイモンズ博士 ………179
下剤(ファスティング中) ………119, 121
血液疾患 …………………89, 90
結核 …………………………44, 45
月経障害 ………………179, 180
血栓性静脈炎 ……………………90
結膜炎 ………………………36
解毒作用 ……………108, 116-124
下痢 …………………………88
　乳幼児の下痢 ………………205

健康のための水治療法(Constitutional
　　Hydrotherapy) ………152-154
ゲンタマイシン ………………73, 75

【こ】

好塩基球 ……………………102
効果的な抗生物質とその基準 ……60, 61
抗原 …………………………100
抗原特異的Bリンパ球 ……………100
抗酸化物質 …………109, 110, 111
好酸球 ………………………102
抗生物質 …………………62, 63
抗生物質の種類 ………………50-56
抗生物質の処方 ……93, 94, 98, 201, 202
好中球 ……………………101, 102
好中球減少症 ……………………89
更年期障害 …………179, 180, 193
広範囲抗生物質 ………67, 70, 76, 93
興奮剤 …………………………104
酵母菌の異常増殖 ………………
　　…☞カンジダの異常増殖の項を参照
酵母菌の個体数の激減 …………171
酵母菌を含む食品 …………169, 171
ゴールデンシール ………141, 168, 169
骨髄炎 ………………………36
骨粗しょう症 …………………180, 193
コティモキサゾール ………………47
コトリモキサゾール ……65-67, 89, 92
「ゴミ箱」効果 ………………15, 16
誤用 ……18, 19, 23-26, 29, 93, 214, 215
コリネ型細菌 ……………………38
コルチゾン ……………………104
コレステロール(高コレステロール値)………
　　………………………177-178, 192

【さ】

細菌の特性 …………………30, 64
再生不良性貧血 ………………53, 89
魚の養殖 …………………57, 216

座瘡(にきび)	174-177, 192
殺菌性	63
サプリメント	
抗生物質による治療期間中	198, 201, 202, 208, 210, 211
乳児	208-211
ファスティング中	119
免疫強化	132-139
サルオガセ	142
サルファ系抗生物質 ……☞スルホンアミドの項を参照	
サルファ剤	46-50, 62, 63
サルモネラ	41, 42, 205
酸化	109-112
産褥熱	46, 47

【し】

ジェフリー・キャノン	24, 47, 57, 58
シゲラ	41, 204, 205
歯垢	186
自己免疫疾患	180-182, 192
シドニー・アルトマン教授	17
シナモン	170
シノキサシン	57, 85
ジフロキサシン	57
シプロフロキサシン	85, 87, 91
シベリアン・ジンセン	141
シャーウッド・ゴルバッチ博士	179
ジャイルズ・エルソム	142
社会的要因	25
重傷	105
十二指腸潰瘍	185, 186
従来型薬剤の改良	60
生姜	170
消化管	
抗生物質の毒性	88
症状	
CFS	166, 172
CFSあるいはFMSを発症する前	166, 167, 173

酵母菌が異常増殖した場合	162, 163
免疫システムが弱体化した場合	106, 107
消毒薬	62
小児湿疹	13, 14, 204
ショープ博士	49
症状	166, 167, 173
食事	
低糖／高複合炭水化物	168, 170, 195
毎日の食事例	130, 131
免疫強化のための栄養のガイドライン	129
免疫向上のための一般的な栄養のガイドライン	127, 128
食事中の飲用	170
食中毒	42, 193
ジョセフ・ピッツォルノ博士	58, 160
ジョン・ヘンリー医師	159
ジョン・マッケンナ教授	18
真菌の治療	
代替療法	168-171
薬物療法	167, 168
神経システムと免疫機能	114
人工の抗菌剤	62, 63
ジンセン	141
腎臓疾患	92
心内膜炎	36

【す】

髄膜炎(菌)	36, 40, 41
スーパー抗原	
小児湿疹	13
スーパーバグの副産物	14
スーパーバグ	
院内感染(HAI)	8
出現	14
ステルス細菌	59
ステロイド	104
ストレス	195

座瘡 ……………………………177
　免疫機能 ……………105, 114, 115
　要因 ……………………………113
ストレプトコッカス・ファエカリス　34, 35, 189
ストレプトマイシン ………………52, 73, 74
ストレプトマイセス・グリセウス ………52
スペクチノマイシン ………………24, 40
スミス医師 ………………………157
スルファセタミド …………………65
スルファニルアミド ………………47
スルファピリジン …………………47
スルホンアミド ……………40, 47, 65-67
　副作用 ………………………65-67, 89

【せ】

生化学的個性 ……………………126
静菌性 ……………………………63
精神神経免疫学 …………………112-114
精神治療法 ………………………114, 115
精神面に重点をおいたアプローチ………
　………………………………108, 114-116
生態のダメージ…………………
　……☞腸内生態のダメージの項を参照
セイヨウオトギリソウ（セント・ジョンズ・ワート）
　………………………………………142
責任とその分担……………………214, 215
セファキシチン ……………………49, 70
セファクロル ………………40, 49, 55, 70, 72
セファロスポリン　24, 42, 49, 55, 70-72, 160
　副作用 ……………55, 88, 89, 90, 91
セフォタキシム ……………………38
セフトリアキソン …………………24
セフロキシム ………………………40
セラチア属 ………………………41, 42
セレニウム ………………………133, 136
線維筋痛症（FMS） ………165, 166, 173, 194
全身作用 …………………………62
喘息 ………………………………204

【た】

耐性（後天性） ……7, 12, 17, 18, 19, 213
　子孫に伝える ……………………50
　事例 ……………………………42
　要因 …………………………27, 212
大腸炎 ……………………………193
大腸菌 …17, 41, 182-184, 186, 204, 205
タイツリオウギ ……………………140
体内環境のダメージ ……………158-162
体内環境の破壊 ……………8-10, 93
ダグ・ルイス医師 ………………146
竹様脊柱 …………………………181
単球 ………………………………102
炭水化物（精製） ………………195

【ち】

畜産業 ………………23, 27, 29, 42, 212
　食品の残留物……………47, 195, 216
　ヒトの感染症の媒体となる食肉 …42, 215
中耳炎 …………………………20-22
中枢神経系疾患 …………………90
腸炎 ……☞腸管浸漏症候群の項を参照
腸カンジダ症 ……………………105
腸球菌 ……………………………39
朝食 ………………………………121, 130
腸内細菌 …………………………41-43
腸内フローラ
　抗生物質や病気との関係 ……172-186
　腸内フローラのダメージ……………
　………………………64, 158-162, 213
　腸内フローラのダメージが原因の病気
　…………………………9, 192-194
　良性の細菌…………30-35, 187-191
腸内フローラがダメージを受けたために発
　症する病気 ……………9, 192-194
腸の洗浄 …………………………119
治療が困難 ………………………58-60

(抗生物質の)治療単位
　　長すぎる治療単位 ……………………18

【て】

ティーツリーオイル……………………142
鉄分 ………………………………………137
テトラサイクリン　…24, 40, 76-78, 174, 175
テトラサイクリン系抗生物質…53-55, 76-79
　　副作用 ………………54, 55, 89, 91
デビッド・グリーンウッド教授……………59
テマフロキサシン …………………………90

【と】

糖負荷試験 ………………………………163
糖分と食事 ………………………………103
ドキシサイクリン ……………76, 78, 79
毒性
　　環境 ……………103, 104, 206, 207
　　抗生物質 ……………………88-94
　　選択毒性 ……………………………64
毒素性ショック症候群(TSS) …36, 37, 165
トリメトプリム ……………………………66
トレチノイン ……………………………175

【な】

ナイスタチン ……………………………167
ナリジクス酸 ………………………………57
　　副作用 ………………………90, 91

【に】

(培養菌(生菌)が入った)乳製品………
　　　　　　　　　　　　　　168, 194
ニューモシスティス・カリニ …………47, 48
乳幼児の良性の細菌 ……………………203
ニンニク …………………139, 143, 169, 170

【ね】

ネオマイシン ………………………73, 160
熱傷様皮膚症候群(SSS) ………………36

【の】

ノソコミアル感染　☞院内感染の項を参照

【は】

ハーブ
　　カンジダ症に効くハーブ ………169, 170
　　免疫機能を改善するハーブ …………
　　　　　　　　　　　　　　139-143
ハーブ・ジョイナーベイ博士 ………114
バーベリー ………………………………169
肺炎 …………………………………………36
肺炎連鎖球菌 ……………………………38
パウダルコ茶 ……………………………169
ハエトリソウ ……………………………140
バスタイア大学エイズ治療研究プロジェクト
　　(HARP) ……………129, 145, 146
発ガン性 …………………………92, 93, 193
白血球数とプロバイオティクスの補給…199
白血球と免疫機能の改善 ………155
発熱……………………………………………99
発熱の誘発 ………☞高体温の項を参照
鍼治療 ………………108, 115, 155-157
バンコマイシン ………………37, 38, 56
　　副作用 ………………56, 90, 92
ハンス・セリエ ……………………………113

【ひ】

ビオチン……………………………139, 169
ビジェイ・カカール博士 ………………148
ビジュアリゼーション ……………108, 115
ヒスタミン ………………………102, 192
脾臓 ………………………………100, 101

INDEX **235**

ビタミンA ……………………………133
ビタミンB₁ ……………………………138
ビタミンB₁₂ …………………………138
ビタミンB₂ ……………………………138
ビタミンB₅ ……………………………138
ビタミンB₆ ………………………133, 138
ビタミンC ………………………133, 134
ビタミンE ………………………133, 135
必須脂肪酸 …………………………137
ヒト型結核菌 ……………………44, 45, 52
ビフィドジェニックフード …………194, 195
ビフィドバクテリウム・ビフィダム（ビフィジス菌） …………………………31, 188, 204
　補給 ………………………119, 123, 168, 170
　用量 ………………………198-200, 210
ピペミド酸 ……………………………57
肥満細胞 ……………………………102
肥満と免疫機能 ……………………105
ヒュペルト博士 ………………………161
病院の貧弱な疾病管理体制 ……26, 27
ビル・ノーブル教授 ……………………13

【ふ】

ファシジン ……………………………83
ファスティング ………………………116-124
ファスティング中の浣腸 …………119, 123
フィリップス教授 …………23, 25, 37, 39, 42
フェシウム ………………………34, 189
副作用
　アミノグリコシド ……………………90, 92
　アモキシシリン ………………………69
　アンピシリン …………………………88
　イソニアジド …………………………89
　エリスロマイシン
　　　　………………82, 83, 88, 89, 90, 91, 92
　キノロン ………………57, 89, 90, 91, 92
　クリンダマイシン …………………79-80, 88
　クロラムフェニコール ……………53, 89
　ゲンタマイシン ………………………75
　抗生物質 …………………………88-93

コトリモキサゾール ………………89, 92
サルファ剤 …………………………47, 48
シプロフロキサシン ……………86, 87, 91
ストレプトマイシン ……………………52
スルホンアミド ……………………65-67, 89
セファクロル …………………………72
セファロスポリン ……………55, 88, 89, 90, 91
多量の服用 ……………………………8
テトラサイクリン …54, 55, 76-78, 89, 91
ドキシサイクリン …………………78, 79
ナリジクス酸 ……………………………90, 91
バンコマイシン ………………………56, 90, 92
フシジン酸 ……………………………89
フルオロキノロン ……………………88, 90
ペニシリン …………………51, 88, 89, 90, 91
ベンジルペニシリン ……………………90
マクロライド ……………………………88
メトロニダゾール ……………84, 85, 90, 92
リンコサミド …………………………56
複数の抗生物質の併用 ………………61
フシジン酸 ……………………………89
フシダン ………………………………89
フッ素を導入したキノロン ………………40
フラクトオリゴ糖 ……………………168
フラジール ……………………………83
フリーラジカル ……………103, 109-112
ブリストル癌支援センター …………115
フルオロキノロン ……………………42, 57
　副作用 ……………………………88, 90
フルコナゾール ……………………167
フレロキサシン ………………………86
フレンチ教授 ……………23, 25, 37, 39, 42
プロゲステロンのリサイクル …………180
プロテウス ……………………182, 192
プロバイオティクス ……108, 137, 187-202
　乳幼児のためのプロバイオティクス ……
　　　　…………………………203-211
プロバイオティクスの保管 …………197
プロバイオティクスを購入する際のチェック
　事項 ………………………196, 197, 209
プロビタミンA ……………………133, 134

ブロメライン	143	マンガン	137

慢性疲労症候群(CFS/ME) ……………
　　　　　　　　165, 166, 167, 193

【へ】

ベータカロチン	133, 134
ベータラクタム	90
ペニシリウム・クリソゲナム	49
ペニシリウム・ノータム	50
ペニシリウム・フニクロスム	49
ペニシリン	18, 24, 38, 40, 47, 50, 51
ペニシリン系抗生物質	40, 67-69
副作用	51, 88, 89, 90, 91
ヘリコバクター・ピロリ	185, 186
ヘルクスハイマー反応	171
ベルベリン	143
ヘレニン	49
変異(細菌)	27, 58
ベンジルペニシリン	67, 90
偏頭痛	194
便秘	124, 199

【ほ】

膀胱炎	182-184, 192
食事療法	182-184
ホソバタイセイ	142
母乳	203, 204, 205-207
ホメオスタシス	96, 98
ホルモンと免疫機能	106, 114

【ま】

マーク・ラッペ教授	24, 25, 51, 71, 77, 78, 159, 160, 174, 175, 214
マグネシウム	136
マクファーソン博士	161
マクロライド	55, 56, 81-83, 88
マスティックガム	186
マッサージ	115
マルチビタミン／ミネラルのサプリメント	134, 170

【み】

ミクロコッカス・ルテウス	175
水治療法	108, 144-154
耳、中耳炎	20-22

【め】

瞑想	115
メトロニダゾール	84, 85
副作用	84, 85, 90, 92
免疫強化のガイドライン	129
免疫強化のための昼食	130, 131
免疫グロブリン	100
免疫システム	95, 96
カンジダ症	165
感染症	16, 17
機能	98-100
解毒作用	108, 116-124
「ゴミ箱」効果	15, 16
免疫システムの向上	
栄養療法	108, 127-139
ハーブ	139-143
鍼治療	108, 155-157
水治療法	108, 144-154
抗生物質の作用	65, 104, 105, 158, 161
構成要素	101-103
症状	106
弱体化	105
要因	103-105
ライフスタイル	108, 112-116

【や】

薬物治療と免疫システム	104
薬用ニンジン	141

野菜ジュース ……………………117, 122
野菜スープ ………………………121, 122

【ゆ】

夕食 ………………………121, 130, 131
ユーニス・カールソン …………37, 165

【よ】

溶血性貧血……………………………90
葉酸…………………………………139
(抗生物質の)用量
　子ども ………………………210, 211
　成人 …………………………197-201
　不適切な用量…………………………18
ヨーグルト(生菌入り)………128, 177, 178
予防接種と免疫機能 …………………105

【ら】

ライフスタイルを変える ………108, 112-116
ラヴィノウィッツ医師 …………………157
ラクトバチルス・アシドフィルス ‥31, 32, 188
　サプリメント ………119, 123, 168, 170
　乳糖不耐症 …………………………198
　変異 …………………………………58
　用量 ……………198-200, 208, 210
ラクトバチルス・カウカシクス(L. ケフィア)…
　………………………………35, 189
ラクトバチルスが完全に死滅する ……160
ラクトバチルス・カゼイ ………………35, 189
ラクトバチルス・サーモフィルス …………178
ラクトバチルス・サリバリウス ………35, 189
ラクトバチルス・デルブリュッキ ……35, 189
ラクトバチルス・プランタルム ………35, 189
ラクトバチルス・ブルガリカス ……………
　………………………33, 170, 178, 188
　用量 ………………………………199
ラクトバチルス・ブレビス ……………35, 189
ラシッチ教授 ………………………208

【り】

リーナ・スタンディッシュ博士 …………146
リチャード・レーシー教授 ………………47
良性の細菌 ………………30-35, 187-191
良性の細菌の恩恵 ………………189, 190
良性の細菌を脅かすもの ………190, 191
緑膿菌…………………………………43
リラクゼーション …………………108, 115
淋菌 …………………………………24, 40
リンコサミド ………………55, 56, 79-80
リンコマイシン ………………56, 79, 160
リンパ球 …………………………100-102
リンパ節 ……………………………101
淋病 ……………………………24, 40, 66

【る】

ループス………………………………192

【れ】

冷水シャワー法 …………………149, 150
レジオネラ症 …………………………56
レネ・デュボス………………………191

【ろ】

「漏出性の腸」(又は「腸の損傷」)……
　………………161, 162, 165, 171, 192, 193
ロバート・キャスカート博士 …………114
ロバート・バルチモア教授 ……………12

Originally published in English by Harper Collins Publishers Ltd
under the title : NATURAL ALTERNATIVES TO ANTIBIOTICS

© Leon Chaitow 1998

The author asserts the moral right to be identified as the author of this work

Translation © Sunchoh Shuppan translated under licence from Harper Collins Publishers Ltd

---

本書の情報は、出版時にできるだけ正確で最新のものをとりあげていますが、医療や薬学の知識は常に変化しています。本書は医療のアドバイスに変わるものではありませんので、読者の方は資格を有した医療従事者に個人的なアドバイスの相談を受けるようにしてください。

抗生物質の本質と正しく向き合う
NATURAL ALTERNATIVES TO ANTIBIOTICS

著　者　**レオン・チャイトー**（Leon Chaitow）
自然療法学博士・整骨治療学博士。Journal of Bodywork and Movement Therapies誌の監修者を務め、統合自然療法と整骨療法の観点から、ボディワークと体全体の健康について、世界各地で医療従事者たちに講義を行っている。『痛みに勝つ：ナチュラルな方法』(産調出版)、The Acupuncture Treatment of Pain、Holistic Pain Relief等著書多数。

翻　訳　**玉嵜 敦子**（たまざき　あつこ）
関西学院大学法学部卒業、在学中米国サンディエゴUS International Universityに留学。訳書に『女性のためのリフレクソロジー』、『中国医学の百科』(いずれも産調出版)など。

発　　行　2008年9月30日
本体価格　1,400円
発 行 者　平野　陽三
発 行 元　**ガイアブックス**
　　　　　〒169-0074 東京都新宿区北新宿3-14-8
　　　　　TEL.03(3366)1411　FAX.03(3366)3503
　　　　　http://www.gaiajapan.co.jp
発 売 元　産調出版株式会社
印刷製本　日経印刷株式会社

Copyright SUNCHOH SHUPPAN INC. JAPAN2008
ISBN978-4-88282-678-1 C0043

落丁本・乱丁本はお取り替えいたします。
本書を許可なく複製することは、かたくお断りします。